医療科学新書

JN078974

諸澄 邦彦 著

改訂新版 医療史跡探訪

解剖・感染症・福祉

医療科学社

はじめに

二〇〇三（平成一五）年から『医療科学通信』（医療科学社）に、「医療史跡」と題して医学の先人達の史跡を地域ごとにコラムとして紹介した。その後、二〇〇六（平成一八）年から『Isotope News』（日本アイソトープ協会）に連載し、国内の医療史跡を探訪してきた。

医療史跡の探訪は、墓巡りでもあった。偉人に類する人は、生誕地に顕彰碑があり、また墓所前にも記念碑などが建立されている。医療史跡探訪を墓巡りに終わらせず、先人は、どのような想いで立ち向かったのか、その想いを探って来た。偉人伝もなく、歴史の一ページに埋もれてしまう一事例に過ぎないことも、振り返り、確かめてみると、そこには先人からの警句が残されていた。

日本の女医第一号の荻野吟子は、小説『花埋み』（渡辺淳一著）で有名だが、生誕地の埼玉県熊谷市に「生誕之地記念碑」が立ち、北海道せたな町には顕彰碑がある。また雑司ヶ谷霊園の墓の脇には、戯曲『紅燃えて』（佐々木武観《たけみ》作）の像が建てられ花が絶えない。

一方、将軍吉宗の時代に施薬院の建設を上書《じょうしょ》し、小石川養生所に働いた小川笙船《しょうせん》も山本周五郎の小説『赤ひげ診療譚』の主人公「赤ひげ」のモデルとしても知られているが、荻野吟子と同じ雑司ヶ谷霊園の区画にある「家族之墓」と刻まれた墓石にはひっそりと落ち葉が積もっている。

『Isotope News』の連載では、「大学構内に残る医療史跡」と題して探訪したが、気になることがあった。広々とした九州大学医学部キャンパスの中にある九州大学医学歴史館には一九四五(昭和二〇)年に九州帝国大学(現九州大学)の医学部で行われた、アメリカ軍捕虜に対する生体解剖実験の九州大学生体解剖事件の展示がないのである。同様に、二〇一四(平成二六)年に完成した京都大学医学部資料館でも、戦時中に同大学の医師が関与して細菌兵器を開発していた旧日本軍七三一部隊を説明する展示パネルが撤去されていた。

二〇一一(平成二三)年に第二八回医学会総会医学教育史展では『歴史でみる・日本の医師のつくり方』、二〇一五(平成二七)年の第二九回医学会総会二〇一五関西の医学史展では『命をまもる知のあゆみ　医は意なり』の図録が出版された。だが、その中にも医療者が関与した負の歴史が記されていない。

史実は、現代の目で批判的に読むことも必要だが、それよりも、それぞれの時代に置かれていた政治的、社会的、文化的な背景を理解し、その時代の人の目で読み解くとそうした史実の中に息づくものが見えてくる。陽の当たる歴史だけでなく、陰ともいえる歴史を後世に残すことも教育機関や行政の使命ではないだろうか。

「歴史でみる・日本の医師のつくり方」の図録に多数掲載されている陸上自衛隊衛生学校医学情報史料室「彰古館」の見学は、事前に「見学申込書」の提出が必要で、また館内展示品の写真撮影は許可されない。東京大学の「健康と医学の博物館」所蔵資料や、日本大学図書館にある古医学資料なども、医史学研究者ではない者には閲覧するハードルが高い。そのため本書で探訪した医療史跡は、屋外の展示や顕彰碑、墓石が多くなった。

二〇二三（令和五）年の第三一回日本医学会総会のバーチャル医学史展は、順天堂大学本郷キャンパスにある日本医学教育歴史館をウェブサイトで閲覧するものであったが、やはり博物館等で古色蒼然とした歴史の実物を見たいと思う。

目　次

第二章　医学教育の史跡　37

第四章　医療と福祉の萌芽 171

第五章　現代医療への貢献　199

※特記以外の写真は著者撮影です。

改訂新版

医療史跡探訪——解剖・感染症・福祉

序章

●西洋医学導入以前

西洋医学がわが国に導入されるきっかけは、一五四九（天文十八）年に、宣教師のフランシスコ・ザビエル（一五〇六〜一五五二年）が鹿児島に上陸したことに始まる。その後、医師の免許を持ったポルトガル商人のルイス・デ・アルメイダ（一五二五〜一五八三年）が、一五五五（弘治元）年に貿易目的で来日し、豊後（大分県）地方で在家の布教者として活動していた。彼は、藩主の大友義鎮（宗麟、一五三〇〜一五八七年）の支援を得て、一五五六（弘治二）年に病院を建設し、自らその運営に当たった。大分市内に「西洋医術発祥記念像」があるが、聖水や十字架、数珠、祈禱文などを用いた呪術的な医療も行われ、病気治癒の効果がデウスの力であることを強調するアルメイダの発言が残されていることからも「西洋医術」と推察される。

一五八五（天正十三）年に島津氏の軍勢が大友氏を破って侵入した際に、病院も教会とともに焼失し、一五八七（天正十五）年の秀吉のキリスト教禁止令以後は、相次ぐ弾圧も加わり、一五八九（天正十七）年には廃院にせざるを得なくなっている。

秀吉によるキリスト教の弾圧政策と徳川幕府に入ってからの鎖国政策によって、医療の分野では再び漢方が隆盛を極めるようになった。秀吉は一五八五（天正十三）年に施薬院を復活させ、徳川家光は一六三六（寛永十三）年、江戸の小石川に薬草園を設けた。その後徳川吉宗は、江戸小石川の町医者小川笙船《しょうせん》（一六七二〜一七六〇年）が施薬院設立の建許を申し出たのに応え、一七二二（享保七）年に小石川薬草園内に養生所（現在の東京大学小石川植物園）を設けた。

●ポンペの来日と小島養生所

一八五三（嘉永六）年六月、米国のペリーが軍艦四隻を従えて浦賀に来航し、わが国に通商開国を迫り太平の夢が破られた。翌一八五四（嘉永七）年三月に、幕府は米国の要求に屈して日米和親条約を締結したが、これを契機に、英・露・蘭の諸国とも相次いで和親条約を締結し、長年の鎖国政策を解き開国せざるを得なくなった。

一八五七（安政三）年、オランダの軍医ポンペ（一八二九〜一九〇八年）が幕府の要請で海軍伝習所の医官として招かれた。たまたまポンペが来日した翌年に、中国から長崎に入港した米艦ミシシッピー号によってコレラが運び込まれ、長崎を起点に大坂・江戸にまでコレラが大流行した。その惨状を見たポンペは、幕府に、医療行政上病院の建設が急務である旨を建白した。この建白が聞き入れられ、一八五九（安政五）年に病院の設立が許可され、一八六〇（万延元）年には長崎に洋式の医学伝習所が設立され、その翌年の九月に洋式の小島養生所が設けられた。

またポンペは、幕府の医官松本良順（一八三二〜一九〇七年）や長与専斎（一八三八〜一九〇二年）らに近代医学を講じた。松本良順は佐倉藩医佐藤泰然（一八〇四〜一八七二年）の次男で、幕医松本良甫の養子となり、幕命で長崎の医学伝習所に入り、ポンペのよき助手として仕えた。ポンペは西洋医学を系統的に教え、その教え子たちによってわが国に西洋医学が定着したので、ポンペはわが国における「近代西洋医学教育の父」と呼ばれることになる。

●明治維新後の医療

一八六九（明治二）年には、緒方惟準《これよし》（一八四三〜一九〇九年）を院長とする官立の大坂仮病院（後の阪大医学部附属病院）が設立された他、薩摩藩は鹿児島に藩立の医学校兼病院を設立し、佐賀藩は藩立の好生館内に附属病院を設立している。

一八七〇（明治三）年には、岡山藩で藩立医学館（後の岡山大学医学部）に病院を開設し、熊本藩でも藩立の病院（後の熊本大学医学部附属病院）、金沢藩では医学館内に藩立の病院（後の金沢大学医学部附属病院）を設立するなど、全国各地に病院が創立されている。

疾病に特化した病院では、本書では触れなかったが、性病関係の病院施設としては、一八六七（慶応三）年に、英国公使ハリー・パークスの要望を受け、幕府は横浜吉原町に英国海軍軍医ジョージ・ブルース・ニュートン（一八三〇〜一八七一年）を院長とする黴毒（梅毒）検査を主とする病院の施設を開設した。翌一八六八（慶応四）年に病棟を新たに建設し、わが国初の駆黴《くばい》院として吉原町黴毒病院（横浜梅毒病院）が開業している。

精神病院としては、一八七五（明治八）年に京都府が南禅寺に設置した京都府立癲狂院《てんきょういん》をあげることができる。二番目の公立病院は、一八七九（明治十二）年に東京府が本郷に設置した東京癲狂院であるが、一八八九（明治二十二）年に巣鴨に移転して巣鴨病院と改称し、さらに一九一九（大正八）年に荏原郡松沢村に移転して府立松沢病院になった。

明治初期における結核の実状はあまりはっきりせず、公的対策も講じられていない。一八八〇（明治一三）年に届出を義務づけた法定伝染病（六種）の中に結核は含まれていない、追加もされずに推移し、一九一九（大正八）年に結核予防法が成立するまで、国家として取り組む姿勢は確立していなかったと思われる。わが国で最初の結核療養所は、一八八九（明治二十二）年に開設された私立須磨浦療病院（兵庫）である。公立の結核療養所の建設が立案されたのは、一九一四（大正三）年に「肺結核療養所の設置及国庫補助に関する法律」が公布施行されて以降のことである。一九一三（大正二）年に日本結核予防協会が設立されたが、救世軍が東京中野に結核療養所を開設したのは一九一六（大正五年）十一月である。大阪市が市立刀根山結核療養所（現在の大阪公立大学刀根山結核研究所）を開設したのは一九一七（大正六）年五月のことである。東京市では、一九二〇（大正九）年五月に東京市結核療養所（後の国立療養所中野病院）を開設している。一九九三（平成五）年十月に、国立療養所中野病院は、国立国際医療センター（新宿区）に統合され、発展的解消で七三年の幕を閉じている。

ハンセン病について調べると、一八八九（明治二十二）年にフランス人の宣教師ジェルマン・レジェ・テストウィード（一八四九〜一八九一年）が御殿場に神山《こうやま》復生病院を開設し、一八九五（明治二十八）年にイギリス人ハンナ・リデル（一八五五〜一九三二年）が熊本に回春病院を開設している。一方、わが国のハンセン病政策では、一九〇七（明治四〇）年の「癩予防に関する件」が制定し、「放浪癩」と呼ばれる患者や元患者を療養所に入所させ一般社会から隔離した。

この法律は患者救済を図ろうとするものだったが、ハンセン病は伝染力が強いという間違った考え方が広まり、偏見を大きくしたともいわれている。

一九〇九（明治四二）年に、全国五か所の公立療養所が開設され、一九三一（昭和六）年に従来の法律を改正した「癩予防法」は、強制隔離によるハンセン病絶滅政策という考えのもと、在宅の患者も療養所へ強制的に入所させようとした。一九四一（昭和十六）年七月には全国の癩療養所が国立に移管されたが、一九五三（昭和二八）年に「癩予防法」の一部を改正した「らい予防法」が制定された。それは「強制隔離」「懲戒拘束権」などがそのまま残り、一九九六（平成八）年に「らい予防法」が廃止されるまで、患者の働くことの禁止、療養所入所者の外出禁止などの規定が残った。

避病院は、明治時代に造られた伝染病専門病院であるが、昭和に入っても「隔離病舎」として残っていた。一八七九（明治十二）年に東京府は駒込村にコレラの避病院を設置し、また一八八二（明治十五）年には日本橋に避病院を開設している。病院の性格上、最初から郊外に造られたが、多くの収容患者が次々と死亡することから、火葬場の近くに避病院を設置されたケースも多い。

●医療史跡を巡り見えたもの

わが国近代の医療、衛生及び福祉体制の萌芽を探ると、大坂（当時）の適塾が「全国の医風《いふう》を一新」したと言っても過言ではない。適塾で学んだ長与専斎が医療、衛生と福祉体制を明治政府のもとで確立した人物であるならば、福沢諭吉（一八三五〜一九〇一年）は、細菌学者として世界的名声を博した北里柴三郎（一八五三〜一九三一年）の研究発展を支援した人物である。

北里は一八九二（明治二五）年五月に帰朝した。ところが、この北里を迎えたわが国には、どこにも彼を受け入れるところがなかった。長与専斎と福沢諭吉の連携によって伝染病研究所が作られ、北里を所長として開設された。

西南戦争を機に博愛社をつくった佐野常民（一八二三〜一九〇二年）も適塾で学んだ一人である。その後、博愛社は一八八七（明治二〇）年日本赤十字社と改称され、その初代社長となっている。

杉田玄白（一七三三〜一八一七年）の言葉を借りれば、「一滴の油を広い池の中に落とせば散って池全体に及ぶことがある」ように、適塾で教えられた西洋医学とその思想が、わが国の医療、衛生及び福祉体制の萌芽に与えた影響は大きい。

緒方洪庵（一八一〇〜一八六三年）は多くの蘭書の翻訳書を残した。「扶氏経験遺訓」三〇巻は、ベルリン大学教授クリストフ・ヴィルヘルム・フーフェランド（一七六二～一八三六年）の内科書を翻訳したもので、日本内科学の発展に大きな影響を与えた。この巻末の「医戒の大要」を、洪庵は一二ヵ条の格調の高い文書に抄訳して「扶氏医戒之略」とした。第一条には、「人の為に生活して己の為に生活せざるを医業の本体とす」とあり、適塾の指導要項とされ、現在でも立派な医の倫理書と言われている。これは、「医師は自らの天職をよく承知していなければならぬ。ひとたびこの職務を選んだ以上、もはや医師は自分自身のものではなく、病める人のものである。もしそれを好まぬなら、他の職業を選ぶがよい」というポンペの言葉と同様に胸を打つ。

医療の歴史は、その当時の政治的、社会的な背景を見ながら探訪してみると、また違った一面が見えてくる。

第一章　腑分けと解剖

近代解剖学の父が『人体構造論』を著したフランドルの医学者アンドレアス・ベサリウスであるならば、わが国における近代医学は、杉田玄白の『解体新書』（一七七四年）から始まる。玄白八三歳の時に書いた回想録『蘭学事始』に、『ターヘル・アナトミア』の原著を前に「艪舵なき船の大海に乗り出だせしが如く」呆然とするばかりであると述べている。また、「腑分け」から「解剖」への転換は、人体構造を見る目と、小田野直武の挿絵に拠る精細な解剖図の果たした役割が大きい。

蘭学の泉はここに（東京都荒川区／中央区）

日本での最初の解剖（観臓）は、一七五四（宝暦四）年、山脇東洋（一七〇五～一七六二年）に始まる。それから一七年後の一七七一（明和八）年に小塚原刑場で刑死体の解剖を見学した、杉田玄白（一七三三～一八一七年）、前野良沢（一七二三～一八〇三年）、中川淳庵（一七三九～一七八六年）が『解体新書』を翻訳出版したのは一七七四（安永三）年のことである。

玄白らが翻訳したのはドイツの解剖学者クルムス（Johann Adam Kulmus、一六八九～一七四五年）の『解剖図』で、一七三四年刊行のオランダ語版であった。表題は『解剖図～人体とその各部の構造と役割を簡明に解説。明解さのために企画し注釈した銅版』であり、玄白らの『ターヘル・アナトミア』はこの tabulae anatomicae（解剖図）に由来している。

常磐線南千住駅前の回向院（小塚原回向院）の境内に立派な観臓記念碑がある（写真一－一）。

なぜ東洋がまとめた日本で最初の解剖書である『蔵志』（一七五九年）ではなく、玄白らの『解体新書』が近世日本医学史に特筆されるのか。玄白が晩年に著した『蘭学事始』（一八一五年）には、翻訳作業の苦労話や蘭学が隆盛に至るまでの軌跡などが描かれている。「誠に艪舵なき船の大海に乗り出だせしが如く、茫洋として寄るべきかたなく、ただあきれにあきれて居たるまでなり」と玄白が記したように、西洋の近代医学にもとづいた系統的な解剖書である『ターヘル・アナトミア』を一冊の辞書もなしに翻訳出版したことによる。

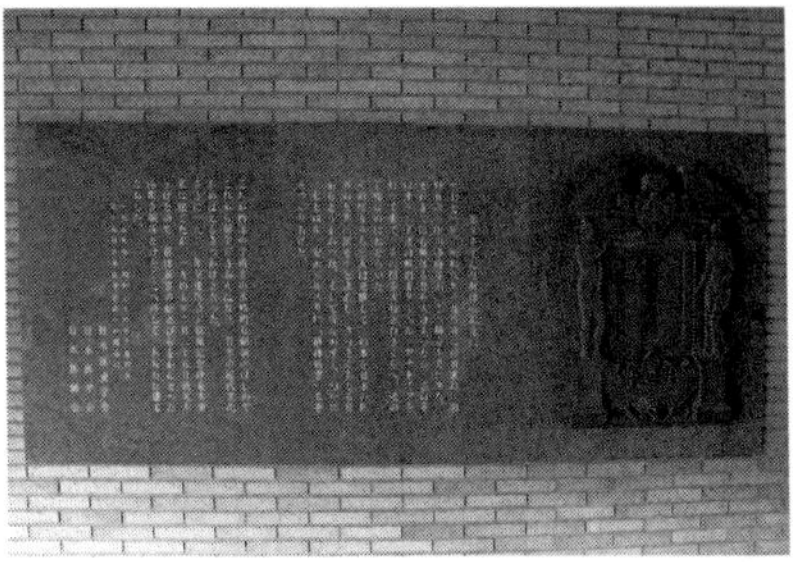

写真 1-1　観臓記念碑（小塚原回向院）
東京都荒川区南千住 5 − 33 − 13

　東京都中央区明石町の聖路加国際病院の西南に『解体新書』の絵を刻んだ碑がある（写真一－二）。それはこの辺りに中津藩主奥平侯の中屋敷があり、『解体新書』の翻訳作業が行われた中津藩医前野良沢の家宅があったことによる。

　この記念碑は、ちょうど開いて立てた本に見立てた形で、右側の面には『解体新書』の序図巻に掲げられている最初の解剖図にある男子の背面図が模刻され、左側の面にはこの碑を建てた由来が「蘭学の泉はここに」と題して刻まれている。

撰文は東京大学教授（当時）の緒方富雄（一九〇一～一九八九年）であるが、「……一七七四年、安永三年八月に解体新書五巻をつくりあげた。これが西洋学術書の本格的な翻訳のはじめで、これから蘭学がさかんになった。このようにここに蘭学の泉はわき出て、日本の文化の流れにかぎりない生気をそそぎつづけた」とある。

玄白の言葉を借りれば、一滴の油を広い池の中に落とせば散って池全体に及ぶことがあるように、西洋医学の本格的研究の端緒になったものとして『解体新書』が持つ意義は大きい。

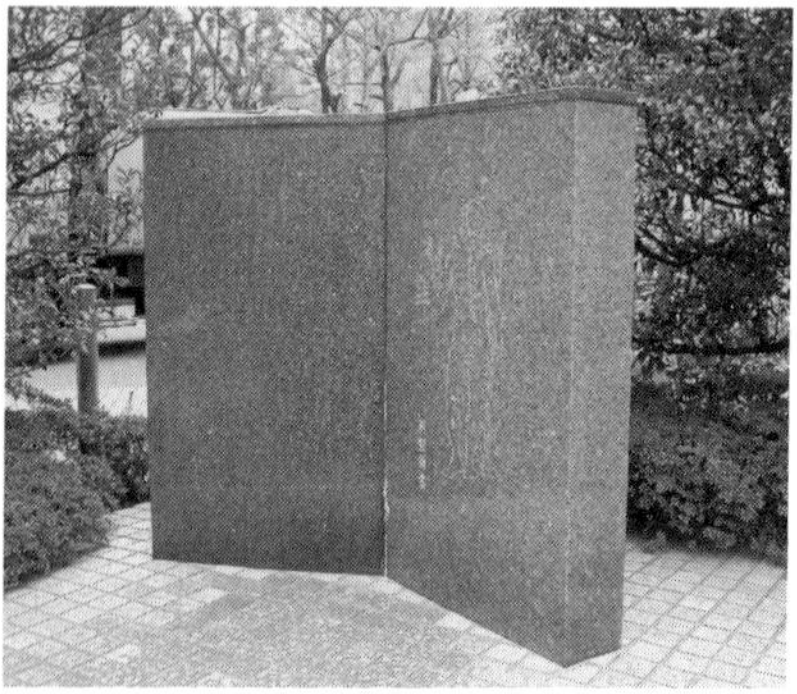

写真 1-2　蘭学の泉はここに　解体新書碑（聖路加国際病院隣接）
東京都中央区明石町 11 － 6

杉田玄白と前野良沢（東京都杉並区／港区）

一七七四（安永三）年、杉田玄白らによる『解体新書』の出版はわが国の医学史上画期的な出来事であり、それはまたこの困難な翻訳を成し遂げた杉田玄白、前野良沢ら先駆者の名を不朽のものにしたが、この時、良沢は訳者に名を連ねなかった。玄白は良沢に序文を書くように頼んだが、良沢は「名利のために蘭学を学んだのではない、長崎に行く途中で、太宰府天満宮に参拝し、そのことを誓ったから名を連ねることはできない」と断った（二宮陸雄『新編　医学史探訪』医歯薬出版）。

そして『解体新書』の訳者として名声を得た玄白はその後、「江戸随一の蘭方の流行医」として活躍した。社交性に富み、統率力に恵まれた彼の経営する天真楼塾には大槻玄沢（一七五七〜一八二七年）を始めとする蘭学の秀才が集まり育っていった。

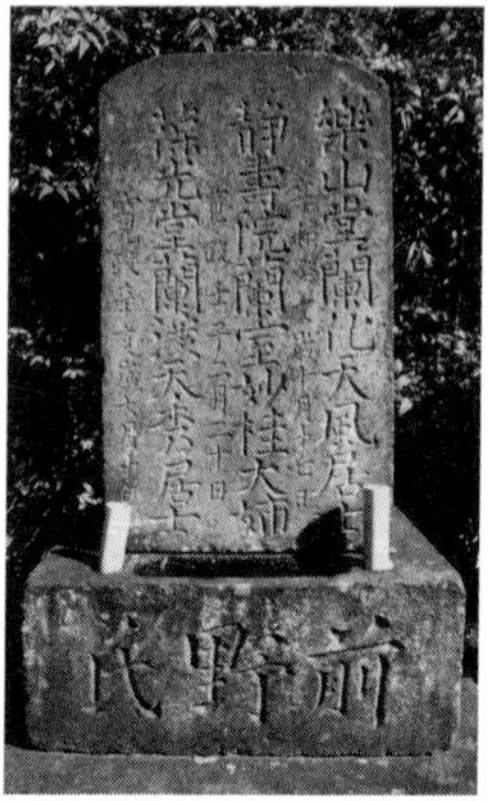

写真 1-3　前野良沢の墓（慶安寺）
東京都杉並区梅里 1 － 4 － 24

一方、良沢は、人との交わりも排して蘭学一途に、貧しい一学究としての道を歩み、最後は娘婿の家に引き取られて八一歳の生涯を終える。

良沢の墓は杉並区梅里の慶安寺にある。「楽山堂蘭化天風居士、享和癸亥歳十月十七日」（一八〇三年）と刻まれている。墓碑の中央に妻の蘭室妙桂大姉（寛政壬子、一七九二年）、左に蘭渓天秀居士とあるのが長男良庵（寛政辛亥歳、一七九一年）である。良沢が晩年に妻子に先立たれるという逆縁の憂き目にあっていることは惻隠の情に耐えない（写真一－三）。

「訳が天文地理機械の書であれば、少し誤っても補うことができる。しかし医方の書は人命にかかわる故に、ひとたび失して生霊に禍すればあとで救うことはできない。故におそれ慎むべきである」と良沢は考えた。一方、玄白は良沢と違って「全部の語句が判明しなくても、妥当な意味に解することができれば大要を公表される。例えば飢餓で死が迫っているのに象の鼻の珍味を探したりしない」と考えた。これは玄白の性格が闊達で融通性があるためであろう。

玄白は一八一七（文化一四）年四月一七日に八五歳の高齢でその幸福な一生を終った。芝愛宕下の天徳寺の塔頭栄閑院に葬られた。九幸院仁誉義真玄白居士という戒名をおくられたが、墓石には「九幸杉田先生之墓」と八文字が刻まれている（写真一－四）。

良沢も玄白も同時代人として生き、同じように天寿を全うしたが、その生き方は対照的であった。

吉村昭の歴史長編『冬の鷹』（新潮文庫、一九七六）は、わが国近代医学の礎を築いた画期的医業、『解体新書』成立の過程を克明に再現し、両者の劇的相克を浮き彫りにしている。

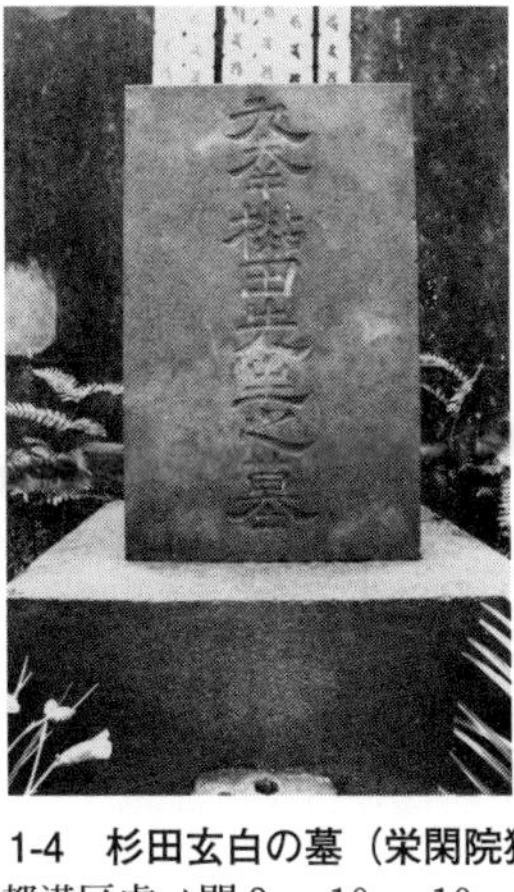

写真 1-4　杉田玄白の墓（栄閑院猿寺）
東京都港区虎ノ門 3 － 10 － 10

山脇東洋（京都府京都市）

山脇東洋（一七〇五〜一七六二年）は、古来の五臓六腑説を疑問とし、一七五四（宝暦四）年京都で公許のもと、わが国最初の腑分《ふわ》けに立ち会った。東洋がまとめた日本で最初の解剖書である『蔵志』（一七五九年）の原刊本は、日本歯科大学新潟生命歯学部の「医の博物館」に所蔵されているが、東洋の史跡は京都市内で見ることができる。その写生図四葉と一二丁の解剖所見は、のちに幼稚で簡素であると評されたが、一五年後の『解体新書』の訳本刊行に影響を与えたと言われる。四葉の図は、木版により輪郭線だけを墨刷したあと手彩色されている。

京都府伏見区深草霞谷真言院にある墓碑銘には「養壽院法眼東洋先生之墓」とある。さらに、「……四年申戌、官に請ひて斬首死囚屍を解く。茲の年八月八日先生病み手卒す。享年五十有八」と記されている。

東洋が腑分けに立ち会い観臓した場所は、京都六角獄舎前と言われ、その地には、「山脇東洋観臓之地」の碑が建つ（写真一－五）。

台座には、「近代医学のあけぼの　観臓の記念に　一七五四年宝暦四年閏二月七日に山脇東洋は所司代の官許をえてこの地で日本最初の人体解屍（観臓）をおこなった　江戸の杉田玄白らの観臓に先立つこと一七年前であった　この記録は五年後に〝臓志〟としてまとめられた　これが実証的な科学精神に医学をとり入れた成果のはじめで日本の近代医学がこれからめばえるきっかけとなった　東洋のこの偉業をたたえるとともに　観臓された屈嘉《くつよし》の霊をなぐさめるため　ここに碑をたてて記念とする」との碑文がある。

東洋は『蔵志』の中で観臓した罪人について次

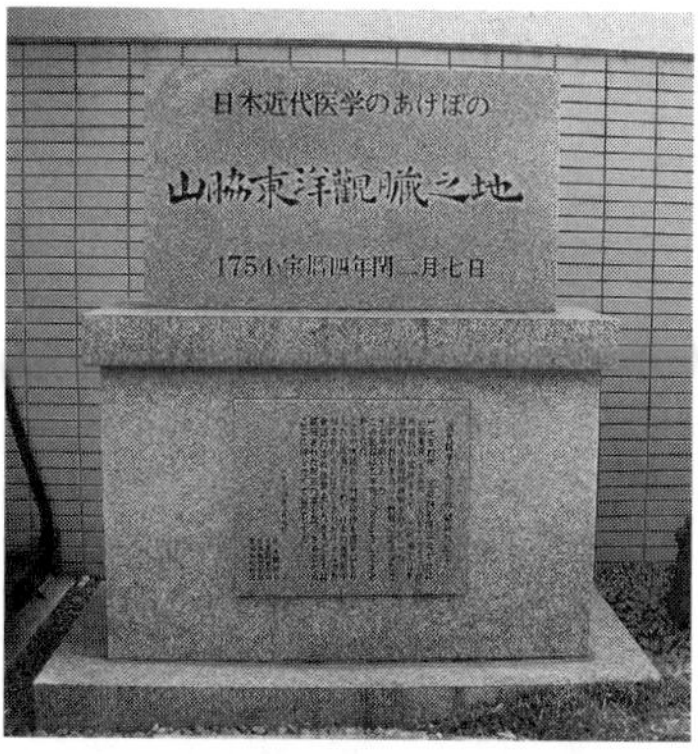

写真 1-5　「山脇東洋観臓之地」碑
京都府京都市中京区六角通神泉苑西入南側

のように述べている。「夫れ、屈嘉なる者に一面識なし。而してわが党をして千載の大疑を徴せしむるは豈に非ずや。其のわが道に於けるや大勲ありと謂ふべし」さらに東洋は「子何ぞ情けを慰める。誠を陳べて薄奠《はくてん》す。尚はくば響けよ。」と屈嘉に感謝を捧げている。

また東洋を始め門下が腑分けした刑死者一四人の名を彫った山脇社中解剖供養碑が誓願寺墓地（京都市中京区桜之町四五三）にある。一四名のうち「利剣夢覚信士」は山脇東洋が観蔵した罪人の戒名で、「夢覚」とは長い間の医学上の混迷の夢を呼び覚まさせてくれたことに対して付けられたという。山脇東洋の墓石には屋根が取り付けられ、傍らに立てられて駒札「山脇東洋のヒューマニズム」）には、次のように書かれている（写真一－六）。

山脇東洋（一七〇五～六二）は十八世紀の京都が生んだ名医の一人です。一七五四（宝暦四）に日本ではじめて医学の目的で人体の内臓をしらべ「蔵志」を刊行して実証的な科学精神の灯を医学界に点じました。

（中略）

山脇一門はその後も熱心に人体内臓の研究を重ねすぐれた業績をあげ、また解剖供養碑をたてて慰霊しています。この供養碑には男女一四名の戒名が刻まれ、東洋の精神を受けついでいます。

（中略）

平成六年九月十八日　山脇東洋顕彰会

これらは、日本近代医学の夜明けを示す貴重な史跡である。

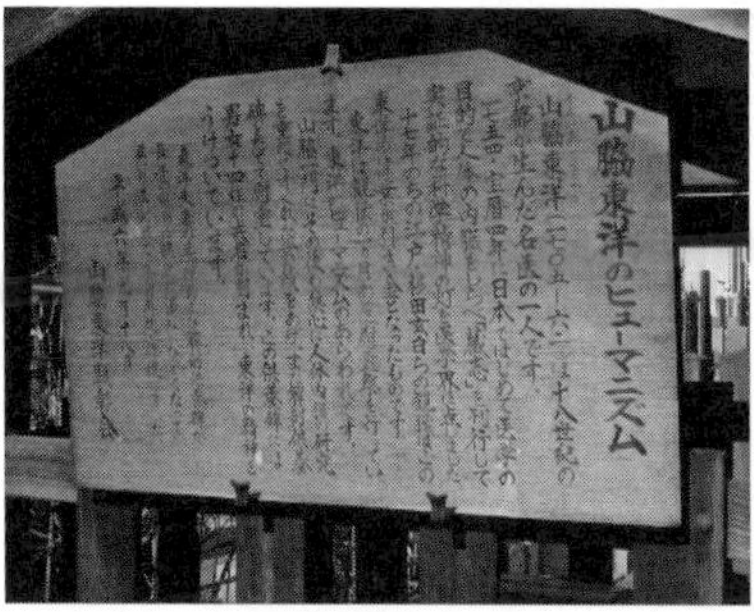

写真 1-6　山脇東洋のヒューマニズム（誓願寺墓地）
京都府京都市中京区桜之町 453

解体供養碑（山形県米沢市／宮城県仙台市）

江戸の蘭学医杉田玄白の著わした『解体新書』以降、全国のいたるところで「解剖」が行われ、解剖された人の慰霊のための解体供養碑が作られた。

山形県米沢市の北村公園の東南隅にある解体供養碑の石碑は高さ一・四メートルの凝灰岩で、正面には「解體供養碑」と刻まれ、現在はっきりとは読みとれないが、右側面に「明治四年三月十五日」の文字があったという説明書きがあ

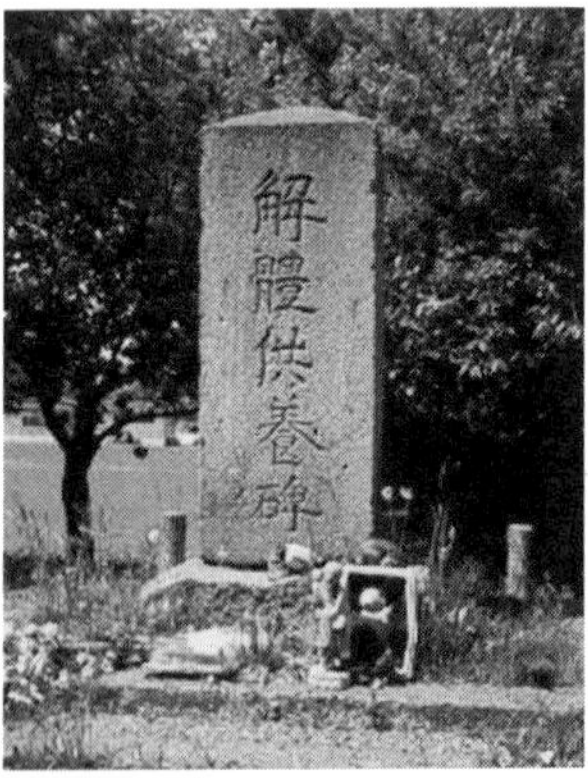

写真1-7　解体供養碑（北村公園）
山形県米沢市金池４－１

る（写真一―七）。

当時は、罪を犯して死刑となった人が解剖された。明治三年八月、米沢藩は明治政府に、医学研究のため「罪犯刑死之屍」を解剖する願いを申請している。この願いが許可され、翌四年三月に米沢藩の医師たちによって罪人が解剖され、医師や関係者によって解剖された人を慰霊するため、この石碑が建てられたものと考えられる。

石碑がこの場所に建てられたのは、最上川（松川）対岸は罪人の首を斬った「闇打場」があった場所で、その「闇打場」で処刑された遺体がこの場所で解剖されたからと思われる。その後、ここに火葬場が建てられ、火葬場移転後は北村公園の一部として整備され、現在にいたっている。

代々米沢藩のお側医を勤めていた堀内家には、一七六四（明和元）年に解剖を行った記録が残っている。それには「松原戮人（晒人）ヲサキ親ク関節ヲ見テ」と、米沢藩の処刑場であった松原で死罪人を解剖して関節を見たことを記している。また一七七九（安永八）年には内臓まで解剖したとの記録がある。日本で最初の解剖は一七五四（宝暦四）年に、山脇東洋が京都で行っているが、わずか一〇年後に米沢でも解剖が行われたことになる。

この解体供養碑は、医学の発展のため解剖された罪人の霊を慰める石碑であるとともに、医学研究に積極的であった米沢の医師たちの意欲や、米沢が医学の先進地であったことを示す石碑で

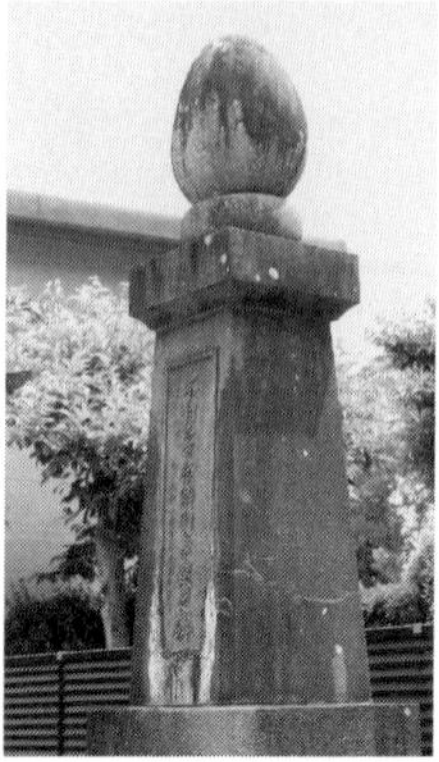

写真 1-8　木村寿禎解剖事績之碑（佛眼寺）
宮城県仙台市若林区荒町 35

もある。

宮城県仙台市にある日蓮正宗佛眼寺の本堂左に、塔の頂上に卵型の石を載せた「木村寿禎解剖事績之碑」がある（写真一－八）。

また、県道二二号仙台川内泉線の地下鉄八乙女駅近くにある「仙台藩刑場跡」の説明には、「……この地は、長崎でオランダ医学を学んだ木村寿禎《じゅてい》（一七七四～一八三四年）が、腑分け（解剖）を行ったところといわれ、七北田刑場腑分供養碑が立ててあった」とある（写真一－九）。一八七六（明治九）年に仙台市一郊外七北田において国道の道路工事中に一基の古碑が発見された。楕円形の天然石の表面に、「供養」の二文字を刻み、下に欧文二行、その左側に「寛政一〇年一二月一九日」とあった。多分耶蘇教の宣教師などの碑であろうと保管されていたが、一八九〇（明治二三）年の台風で七北田川が氾濫し、保管していた個人の家も浸水、土砂崩壊し、現在東北大学附属図書館医学分館にその碑文を残して、碑はまた土中深く埋没してしまった。不思議な因縁である。一九三三（昭和八）

年、寿禎百年祭が行われ、解剖事績記念碑を菩提寺の佛眼寺に建立し、その塔の頂上に、在りし日の供養碑を模した石を祀ってある。

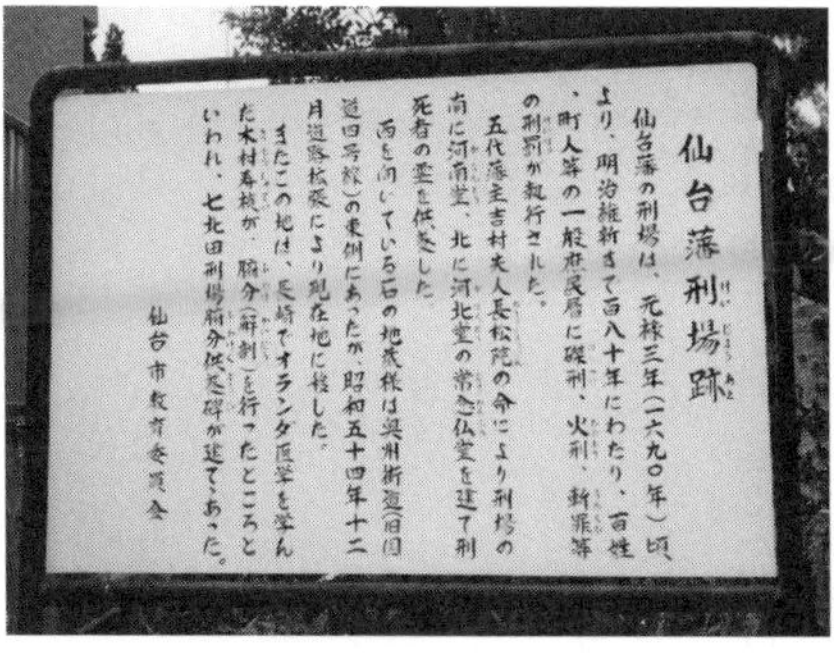

写真 1-9　仙台藩刑場跡（七北田刑場跡）
宮城県仙台市泉区七北田

千人塚と解剖人墓（東京都台東区／足立区）

東京都立谷中霊園天王寺の墓所に「千人塚」と書かれた大きな墓石が三つある。これは、東京大学医学部で医学教育の解剖に供された遺体の霊を慰めるために建てられたものであり、その隣に東大医学部の納骨堂がある。それぞれ千体余の献体を慰霊するために建てられ、中央が明治三年から一三年九月まで、手前が明治一三年九月から二一年九月まで、一番奥が明治二一年九月から三七年八月までに献体された人たちを慰霊する墓石である。それぞれ千体余の献体を慰霊するために、明治一四年六月、明治二五年六月、大正二年六月に建てられている。中央の墓石の左側面に、初代東京大学解剖学教授田口和美《かずよし》（一八三九〜一九〇四年）が、一八七〇（明治三）年一〇月から一八八〇（明治一三）年九月までに解剖した数が千名を超えたことを記している。

この「千人冢」の文字は「人」の字の右の撥ねに、三つのはらいがあり、塚は偏の「土」の字がない。「千人冢」の題字は、東京大学医学部綜理池田謙斎（一八四一〜一九一八年）によると碑文にある。五體字類（西東書房）によれば、「人は亻に作る。側面から見た形なり。」とあり、その多くの人を現す象形と言える。また、五経文字の「冢」の書は、土に帰らず、医学教育の解剖に供された遺体の霊を慰める意味なのか（写真一－一〇）。

東京都足立区の北千住駅に程近い清亮寺《せいりょうじ》は、一六一九（元和五）年創建と言われる日蓮宗の古刹である。かつては山門のすぐ近くに立派な松があり、水戸黄門が参勤交代の時、槍を伏せると作法が違うというので、休憩の折に槍を立て掛けたということで名付けられた「槍かけの松」があったとのことだが、今はもう残っていない。

一八七〇（明治三）年から翌年にかけて解剖された一一名の菩提を弔う「解剖人墓」がある。小塚原の刑場で斬首された死罪人が、回向院で読経の後清亮寺に運ばれて腑分け（解剖）されたと伝わる。小さな墓石に戒名、解剖日、俗名、年齢が刻まれ、一一人の戒名のうち八人は「刃」の文字が使われている。

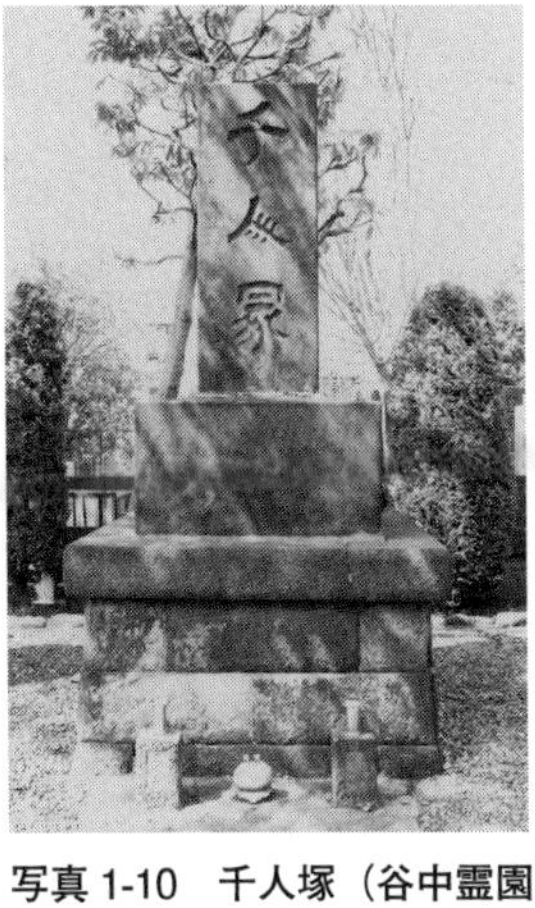

写真 1-10　千人塚（谷中霊園）
東京都台東区谷中 7 − 5 − 24

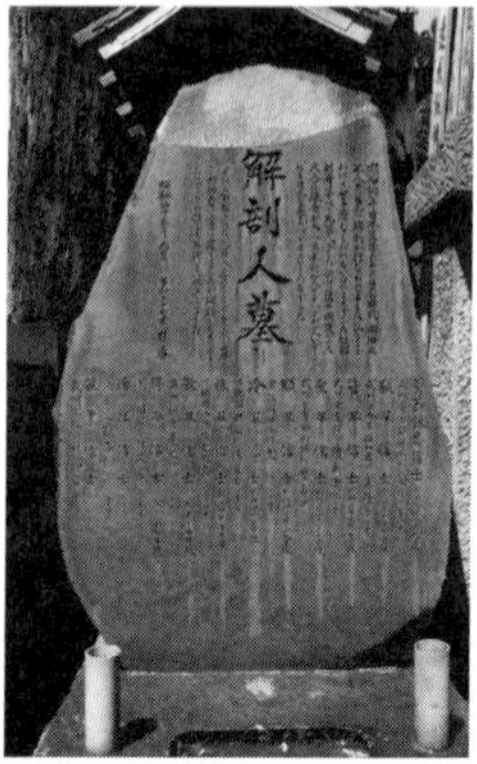

写真1-11　解剖人墓（清亮寺）
東京都足立区日ノ出町42－1

一八七二（明治五）年に建てられた高さ七〇センチほどの墓石は、表面が剥がれ落ちるなど傷みが激しかったことから、一九六七（昭和四二）年に再建されている。その碑文には、「明治初年日本医学のあけぼのの時代　明治三年八月当山で解剖が行われました　仏をふわけさせるものなどだれもいないころでした　被解剖者はすべて死罪人でした　執刀は福井順道が一人大久保適斎が九人亜米利加人ヤンハンが一人　いずれも日本医学のパイオニヤーたちでした」と刻されている（写真一－一一）。

清亮寺で死罪人が解剖され、東京大学解剖学教室による医学教育に供された遺体が解剖されたのは、杉田玄白、前野良沢らが小塚原刑場で罪人の解剖を見学した一七七一（明和八）年からおよそ一〇〇年後のことである。

田口和美（東京都文京区／埼玉県加須市）

わが国における病理解剖は、一八六九（明治二）年八月一四日、医学校（東京大学医学部前身）における三四歳の女性美幾女《みきじょ》の病死体に始まった。彼女は病死を予期し、自らの意思で死後解剖のために自身の遺体を提供する勧めに応じ、押印された親族の申請書「解剖之義ニ付御請申申上覚」が残っており、特志によるものであったと裏付けられている。

かつて腑分けと呼ばれた時代から、刑場で刑死

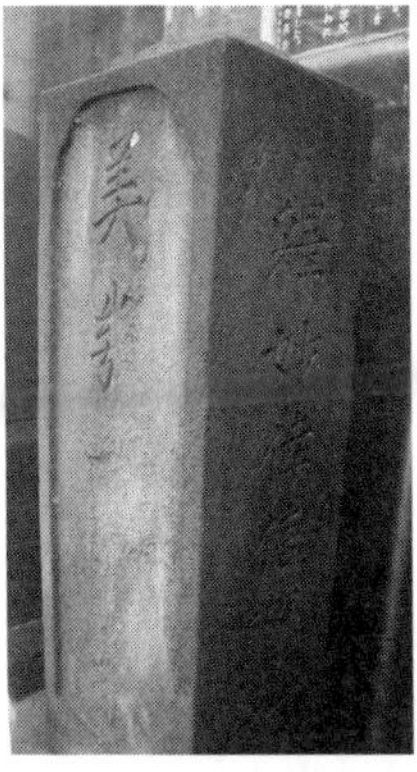

写真1-12　美幾女の墓（念速寺）
東京都文京区白山２－９－12

者にしかできなかった解剖を、特志とはいえ病死者の遺体を刑場以外の医学校内で病理解剖を行ったということは、わが国の解剖史上というより日本の近代医学史上、特筆すべき事柄である。

美幾女の腕に、梅の折枝に情人の名のある短冊の刺青《いれずみ》があったことに題材をとった、吉村昭の小説「梅の刺青」では、解剖執刀者を田口和美として描いている。釈妙倖信女位の戒名のある美幾女の墓は、東京文京区白山の浄土真宗念速寺にある（写真一－一二）。

明治初期、医学校関係者の間では、人体解剖の必要性が切実なものとなっていた。東京大学に残っている記録〝學校履歴〟には、病理解剖の必要性を政府に訴える以下のような記録がある。

「病死した遺体を解剖することは、医学の道を究めるのに、この上なく大切な第一に行わなければならぬことであり、解剖しなければ、何の病のどういう症状で死に至ったのか本当のことを知ることができない。」と述べている。

田口和美《かずよし》（一八三九～一九〇四年）は、現在の埼玉県加須市北川辺の生まれで、後に初代東京大学解剖学教授に就任している。田口和美は、一八七七（明治一〇）年から一八八二（明治一五）年にかけて『解剖攬要』を刊行している。日本語で書かれた初めての体系的な解剖書（一三巻一四冊）は実地解剖に基づいてまとめられた著作で、不断の研究の成果であり、その独創性は高く評価されている。その後、一八九三（明治二六）年には日本解剖学会初代会頭になり、日本連合医学会（現在の日本医学会）が設立された一九〇二（明治三五）年には初代会頭に選出された。長らく東京大学医学部解剖学教室にあった田口和美の胸像は、一九九四（平成六）年に生誕地の加須市北川辺郷土資料館に無償で永久貸与されて展示されている（写真一－一三、一－一四）。

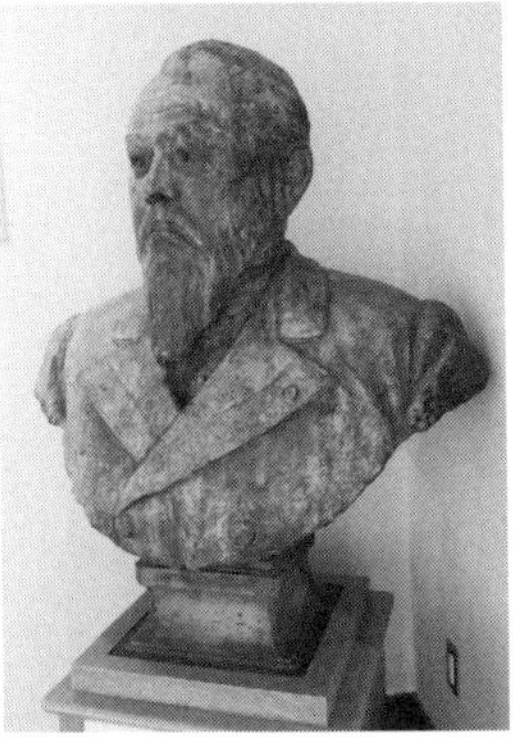

写真 1-13　田口博士胸像
（北川辺郷土資料館）
埼玉県加須市麦倉 487

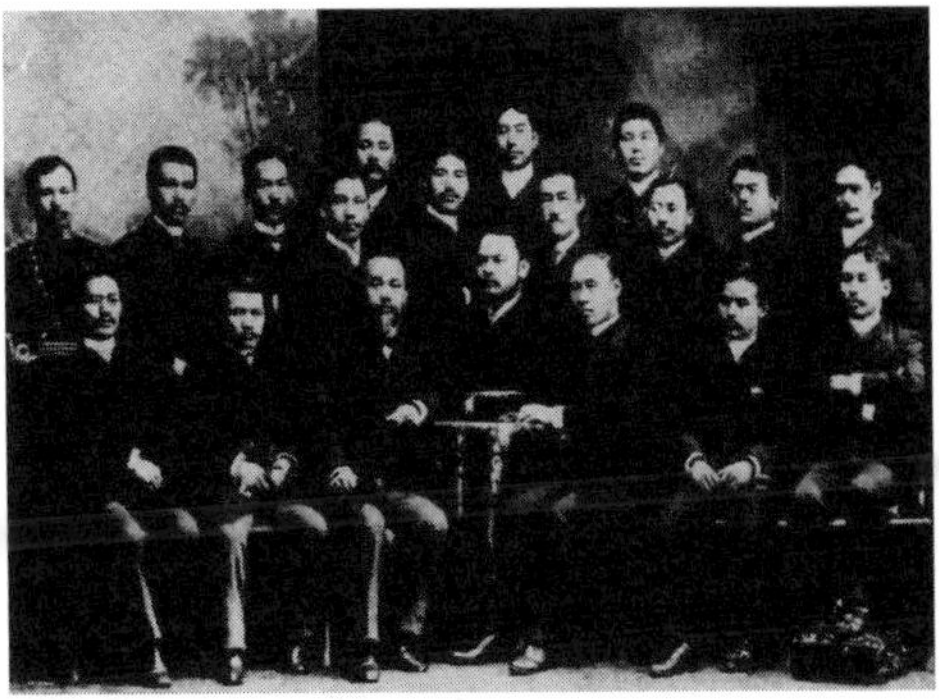

写真 1-14　「石黒忠悳を迎えたドイツ医学留学生達」
（写真提供：学校法人北里研究所）
1888（明治 21）年 6 月にベルリンで撮影された集合写真。前列左から三人目が田口和美、中列右から二人目が北里柴三郎、左端が森林太郎。

小田野直武（秋田県仙北市）

一七七一（明和八）年三月四日、小塚原刑場で、刑死体の解剖が行われた。その後、三年の歳月を費やして一七七四（安永三）年に『解体新書』の翻訳がなされた快挙を記念した「観臓記念碑」が南千住駅前の小塚原回向院の境内に建っている。

一七五四（宝暦四）年に、山脇東洋が京都において腑分けに立ち合い人体構造を観察したのが日本で最初の解剖であるが、杉田玄白らの解剖が近世日本医学史上に特筆される理由は、オランダ解剖書を一冊の辞書もなしに翻訳出版したことである。また、平賀源内（一七二八～一七八〇年）に洋画を学び秋田蘭画の先駆者となった小田野直武（一七四九～一七八〇年）の繊細な毛筆で書き上げた挿絵によるところも大きい。秋田県角館町の松庵寺に小田野直武碑があり、田町武家屋敷通りに面して解体新書を顕彰する碑がある（写真一－一五、写真一－一六）。

山脇東洋がまとめた日本で最初の解剖書である『蔵志』（一七五九年）の幼稚で簡素と評された写生図や、古河藩医の河口信任（一七三六～一八一一年）の『解屍編』（一七七二年）はまだ旧来の五臓六腑説から脱却していない。杉田玄白らの『解体新書』は、西洋の近代医学を導入したことで初めて系統的な解剖学を紹介したといえる。

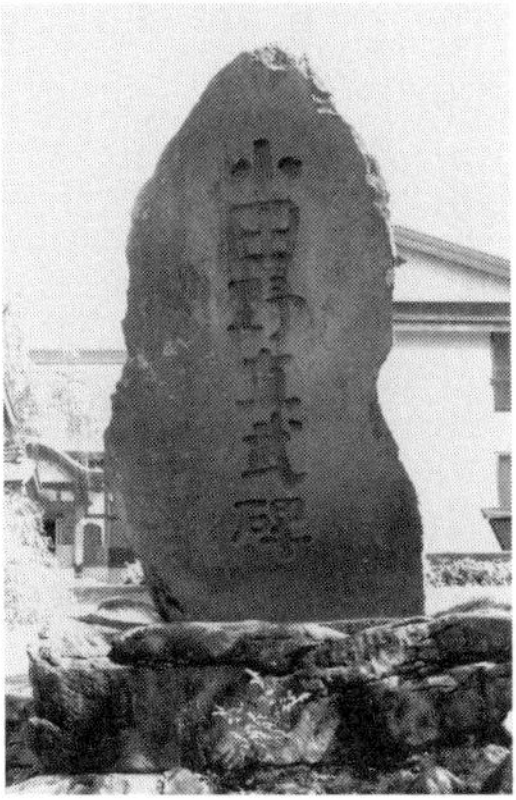

写真 1-15　小田野直武碑（松庵寺）
秋田県仙北市角館町田町上丁 47

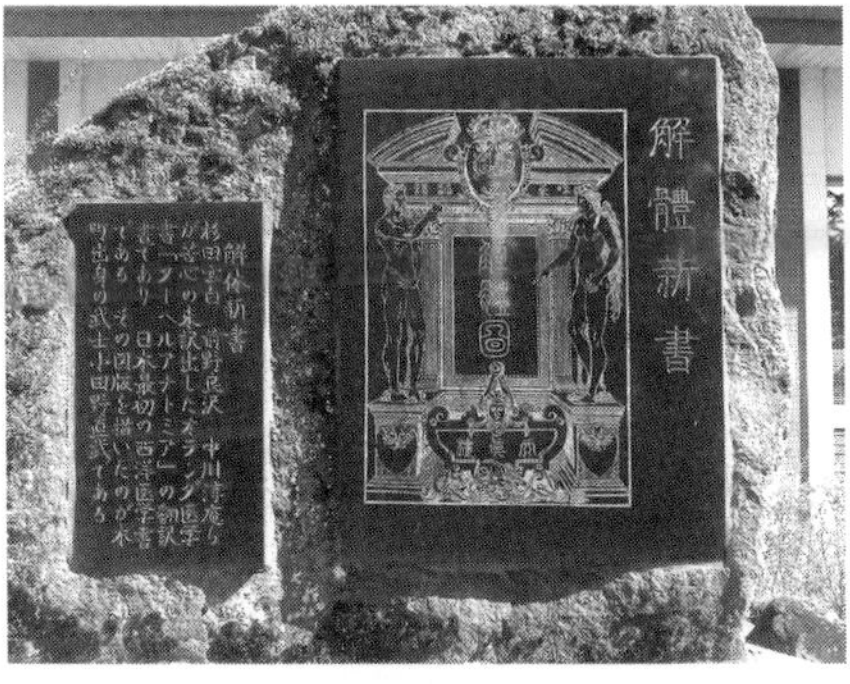

写真 1-16　解体新書顕彰碑（田町武家屋敷通り）

●参考資料

（1）杉田玄白、緒方富雄校註『蘭学事始』、岩波書店、一九五九。
（2）諸澄邦彦「蘭学の泉はここに」『Isotope News』、二〇一二、七〇五号、四五頁。
（3）二宮陸雄『新編医学史探訪　医学を変えた巨人たち』、医歯薬出版、二〇〇六。
（4）酒井シヅ『杉田玄白解体新書　全現代語訳』（講談社学術文庫）、講談社、一九九八。
（5）吉村昭『冬の鷹』（新潮文庫）、新潮社、一九七六。
（6）諸澄邦彦「杉田玄白と前野良沢」『Isotope News』、二〇一三、七〇八、二四頁。
（7）日本歯科大学新潟歯学部『医の博物館展示資料目録　古医書・浮世絵』、医の博物館。
（8）中山清治「解剖学の先駆者山脇東洋の史跡を訪ねて」『東京有明医療大学雑誌』、二〇〇九、一巻。
（9）〝城下町ふらり歴史探訪〟、米沢市、https://www.city.yonezawa.yamagata.jp/1753.html/
（10）石出猛史「江戸の腑分け」『千葉医学』、一九九八、七四号、一‐七頁。
（11）京都府立医科大学、https://www.kpu-m.ac.jp/
（12）京都市、https://www.city.kyoto.lg.jp/
（13）『日本の解剖ことはじめ：古河藩医河口信任とその系譜』、古河歴史博物館、一九九八。
（14）東北大学病院、https://www.hosp.tohoku.ac.jp/

(15) 諸澄邦彦「千人塚と解剖人墓」『Isotope News』、二〇一三、七一四号、三七頁。
(16) 法書会編、高田竹山監修『五体字類』、西東書房、二〇一四。
(17) 吉村昭「梅の刺青」『島抜け』（新潮文庫）、新潮社、二〇〇二。
(18) 諸澄邦彦「美幾女の解剖」『Isotope News』、二〇一三、七一一号、三三頁。
(19) 北川辺町教育委員会編『わが国解剖学の父　田口和美博士』、二〇〇五。
(20) 日本医師会編、酒井シヅ監修『医界風土記―関東・甲信越編』、思文閣出版、一九九四。
(21) 立川昭二『明治医事往来』、新潮社、一九八六。
(22) 野村敏雄『小田野直武の生涯』、漢功堂、一九九五。

第二章　医学教育の史跡

わが国の医学は七世紀に中国医学を受け入れてから、明治維新までいわゆる漢方が主流であった。蘭学（西洋医学）が日本に到達した江戸中期、日本古来の五臓六腑との違いを確かめ、『解体新書』の翻訳出版が行われた。その後、蘭学が全国に広がり、西洋の薬の本が輸入され、薬学・化学の分野に広がっていった。

ポンペとシーボルト（長崎県長崎市／東京都中央区）

長崎は、わが国における西洋医学発祥の地である。二八歳の若さで来日したオランダ海軍軍医ポンペ・ファン・メールデルフォルト（Johannes Lijdius Catharinus Pompe van Meerdervoort、一八二九〜一九〇八年）が、一八五七（安政四）年に開設した医学伝習所は、わが国で最初の西洋医学校でもあった。

ポンペは医学全般を一人で教える文字通りONE MAN SCHOOLの校長として長崎で五年間全身全霊を注ぎ込んで苦闘した。毎日の講義もただ教科書の引き

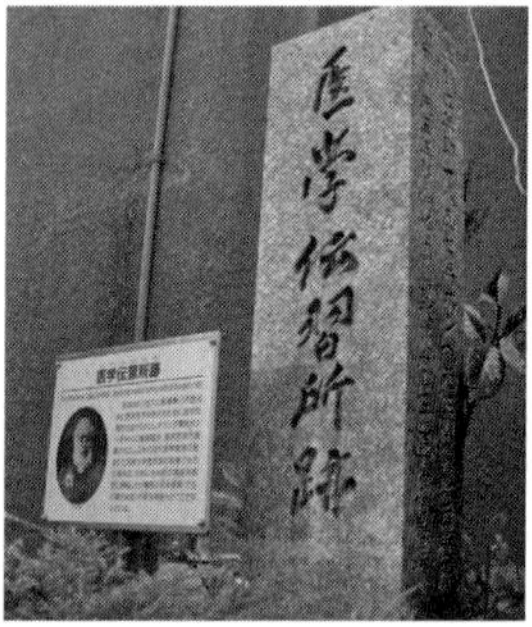

写真 2-1 医学伝習所跡記念碑
長崎県長崎市万才町

写しではなく、分かりやすくして言葉の壁を乗り越えて根気よく教えねばならなかった。この医学伝習所（写真二－一）こそ長崎大学医学部の前身で、ポンペが最初に講義を行った一八五七年一一月十二日が、長崎大学医学部の創立記念日となっている。

さらにポンペは一八六一（文久元）年、長崎奉行の許可を得て洋式の小島養生所（写真二－二）を開き、講義の傍ら一般の診療にもあたった。養生所は医学校に付置された日本で最初の西洋式附属病院といえる。ポンペはこの養生所で西洋医学を系統的に多くの日本人学生に教え、その教え子たちによってわが国に西洋医学が定着したので、ポンペはわが国における「近代西洋医学教育の父」と呼ばれることになる。

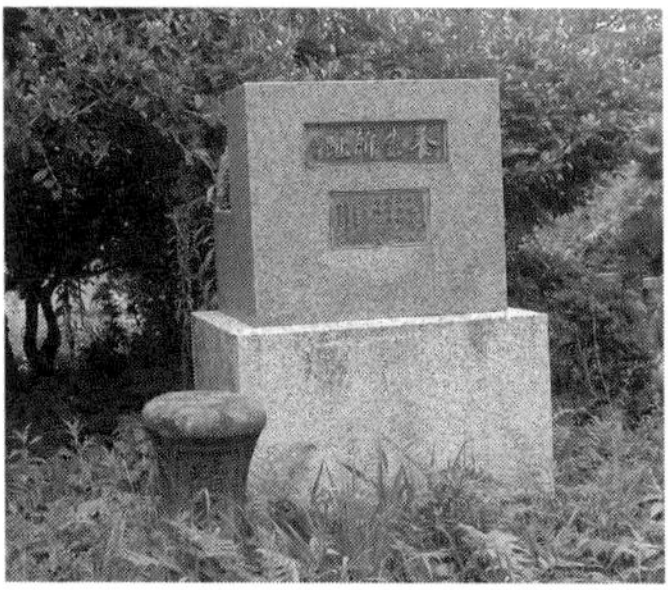

写真 2-2　小島養生所跡記念碑
（仁田佐古小学校の中庭）
長崎県長崎市西小島１－７－１

長崎大学医学部本館入口にはポンペのレリーフが壁面を飾り、その下にポンペの言葉を刻み込んだ青銅板がある（写真二－三）。長崎大学医学部の校是となっている「医師は自らの天職をよく承知していなければならぬ。ひとたびこの職務を選んだ以上、もはや医師は自分自身のものではなく、病める人のものである。

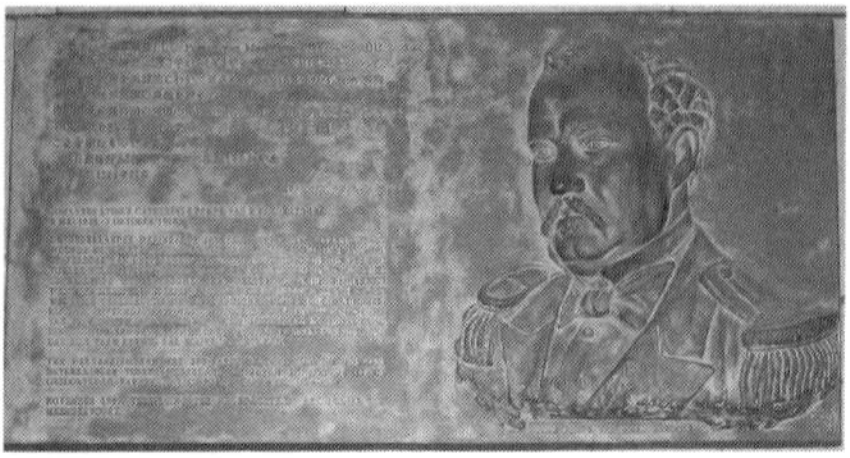

写真 2-3　ポンペのレリーフ
（長崎大学医学部本館入口）
長崎県長崎市坂本１－12－４

もしそれを好まぬなら、他の職業を選ぶがよい」というポンペの言葉は、行きかう学生や医師の心を引き締めずにはおかない。

長崎大学医学部構内にあるポンペ会館は、赤レンガ二階建て、いかにもオランダを偲ばせるレトロ感覚の洋館である。二階の日蘭交流医学資料展示室には、数々のポンペゆかりの資料が展示されている。

もう一人、長崎で忘れてならないのがフィリップ・フランツ・フォン・シーボルト（Philipp Franz Balthasar von Siebold、一七九六～一八六六年）と鳴滝塾の英才たちであろう。長崎市鳴滝にあるシーボルトの鳴滝塾跡（国史跡）とシーボルト記念館は一見の価値がある。シーボルトは、ドイツのヴュルツブルグに生まれ、一八二三（文政六）年にオランダ商館の医師として長崎に来航した。シーボルトの治療は好評で、「オランダ屋敷に名医出で来たり」といわれ、一八二四（文政七）年異例の許可を得て私塾「鳴滝塾」を開き、診療とともに医学および自然科学の講義を行った。塾生の中からは、のちに蛮社の獄で弾圧をうけた高野長英（一八〇四〜一八五〇年）、江戸の種痘所開設に尽力した伊東玄朴（一八〇一〜一八七一年）、大坂で眼科医として名声を博した高良斎（一七九九〜一八四六年）など多くの著名な人物が出ている。当時の鳴滝塾は、内部に西洋風を加味し、周囲に生垣をめぐらしていた。今はわずかに二ヶ所の井戸とシーボルト手植えの木だけが残っている。シーボルト宅跡には、シーボルト胸像（写真二－四）が建てられ、そのまわりにはアジサイが植えられている。シーボルトはこの花を、妻であったお滝さんの名にちなんで「ハイドランゲア＝オタキサ」と命名したといわれている。アジサイは現在、長崎の市花となっている。

一八二八（文政十一）年、商館医の任期を終えたシーボルトが帰国しようとした時、暴風雨が長崎を襲い、シーボルトの積み荷を積んだコルネリウス・ハウトマン号は難破座礁した。積み荷の中から日本地図など国禁の品々が発見され、世に有名なシーボルト事件が起こった。弟子や友人が刑に処せられ、シーボルトは国外追

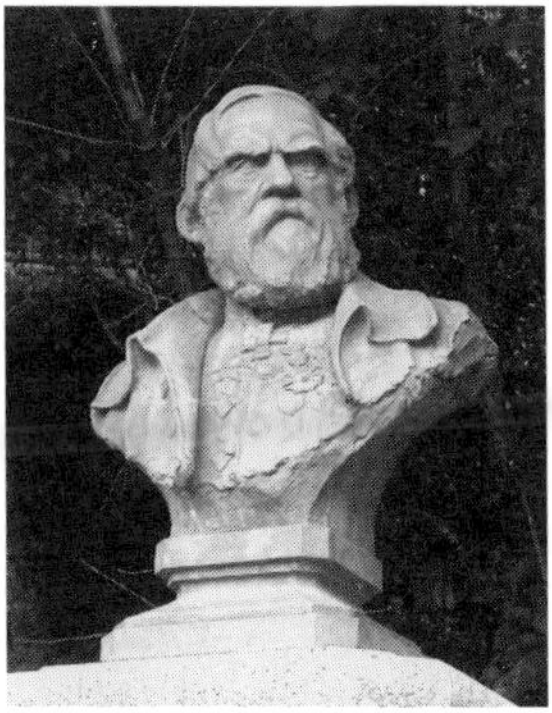

写真 2-4　シーボルト胸像
（シーボルト宅跡）
長崎県長崎市鳴滝２－７－40

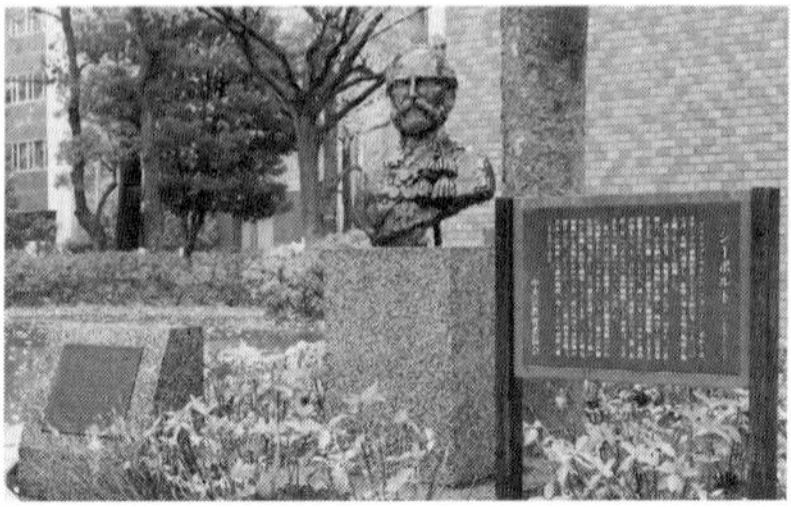

写真 2-5　シーボルト胸像（あかつき公園）
東京都中央区築地 7 − 19 − 1

放となり、一八二九（文政十二）年十二月末、長崎を離れた。その後オットー・モーニッケ（一八一四〜一八八七年）が来崎するまで十九年間も出島の商館医は不在となり、日本はその後急激に進歩した西洋医科学の受入れの窓口を失うに至った。もしシーボルト事件が起こらなかったならば、ポンペのような医師が出島に滞在し、日本の医学は遅れをとらずに済んだのではなかろうか（写真二−五）。

ベルツとスクリバ（東京都文京区／港区／群馬県草津町）

東京大学御殿下グランドと医学部総合中央館の間、東京大学医学部附属病院を正面から見守る位置に、石造りのテラス風の建造物をしつらえて二つの胸像が立っている（写真二-六）。

明治時代、ドイツの近代医学を日本に導入したわが国の医学教育に多大な貢献をした医師たちである。左側背広姿のエルヴィン・フォン・ベルツ（Erwin von Bälz、一八四九～一九一三年）は内科を二六年間、右側フロックコート姿のユリウス・カール・スクリバ

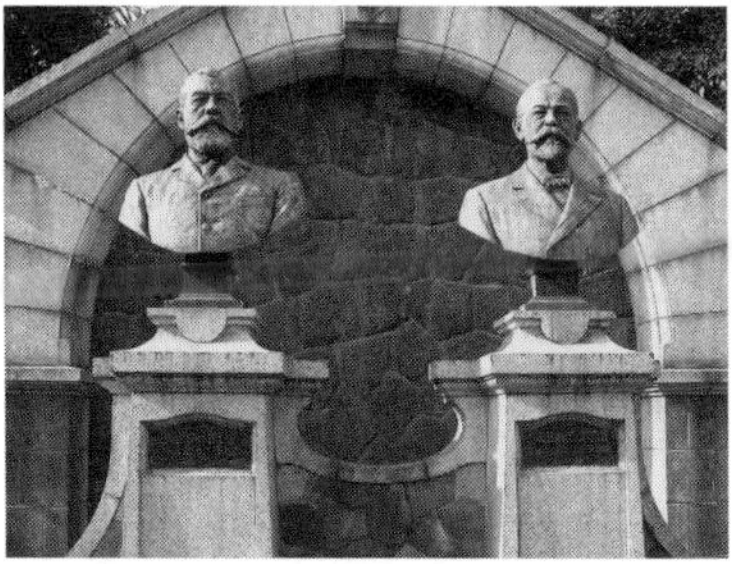

写真 2-6　ベルツ（左）とスクリバ（右）の胸像（東京大学本郷キャンパス）
東京都文京区本郷７－３－１

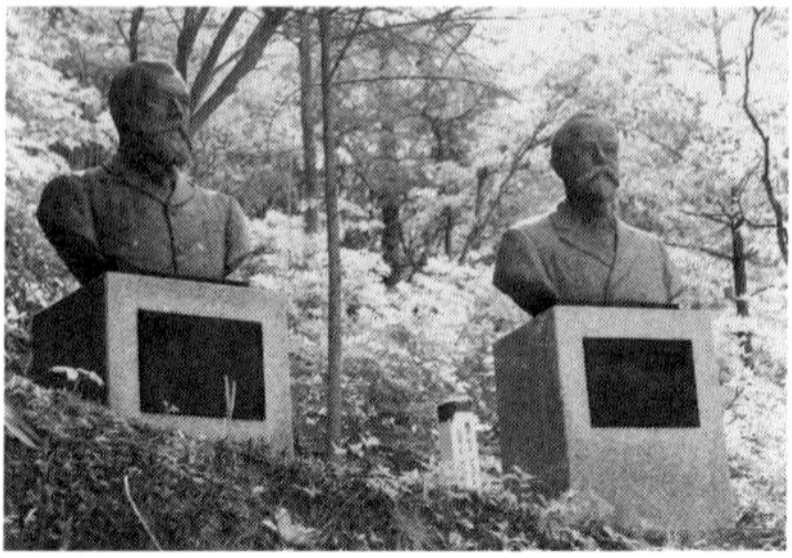

写真 2-7　ベルツとスクリバの胸像（西の河原公園）
群馬県吾妻郡草津町草津 521 － 3

(Julius Karl Scriba、一八四八～一九〇五年）は外科を二〇年間、それぞれ長期間にわたって学生の指導と診療に当たった。その遺徳を永遠に残すために銅像が建てられ、このベルツ、スクリバの胸像除幕式は一九〇七（明治四〇）年四月四日に盛大に行われた。この序幕式には、スクリバ未亡人の安子さんと三男ヘンリー氏が参列したとある。像の左隣には「ヒポクラテスの木」（スズカケノキ・プラタナス）が植えられている。

ベルツが残した日記には、「草津には、無比の温泉のほかにも、日本で最上の理想的な飲料水が有る」と紹介したので、草津町では、町制施行一〇〇周年の折「ベルツ記念館」を開館し、西ノ河原露天風呂の近くにも、「ベルツ・スクリバ両博士像」がある（写真二－七）。

ベルツの日記には、「日本では、今の科学の成果のみを彼らから受け取ろうとしたのであります。この最新の成果を彼らから引き継ぐだけで満足し、この成果をもたらした精神を学ぼうとはしないのです」(『ベルツの日記　第一部下』）とある。これは、日本への苦言であり、忠告であり、今でも決して色あせない言葉である。

ベルツは来日中に日本人の戸田ハナと結婚する。ベルツが一九一三（大正二）年八月三一日に逝去した後、日本に帰国したハナがベルツと早くに死んだ娘の菩提を弔うための供養塔が、愛知県豊川市の西明寺にある。

またスクリバについては、「X線装置年表―医用画像電子博物館―」に一八九八年三月一七日「スクリバ東京医学会例会において東京帝国大学医学部外科学教室に設置されたX線装置で人体透視を供覧した」との記述がある。東京大学を一九〇一（明治三四）年に退職した後は聖路加病院外科主任となっている。

スクリバは、一九〇五（明治三八）年一月三日に逝去し、青山霊園の外人墓地に家族とともに眠っている（写真二－八）。

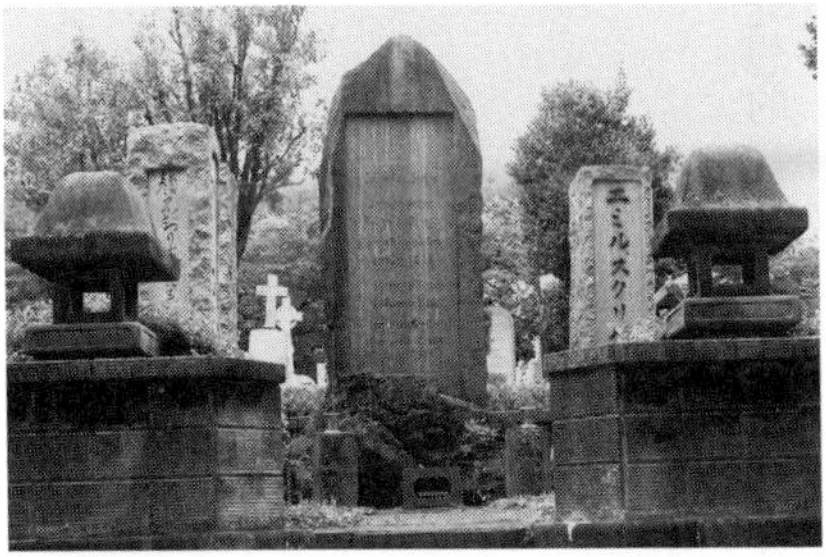

写真 2-8　スクリバの墓碑（青山霊園）
東京都港区南青山2－32－2

ウィリアム・ウィリス（鹿児島県鹿児島市）

鹿児島大学医学部の前身は、一八六九（明治二）年三月に設立された薩摩藩医学校及び病院である。

英国人医師ウィリアム・ウィリス（William Willis、一八三七〜一八九四年）は、江戸駐在公使官の補助官兼医官としてイギリス政府から発令され、一八六二（文久二）年六月に日本に赴任している。彼は、明治維新の内戦の時、従軍医師として官軍について、敵味方なく治療した。また従軍医師として、各地の社会的・経済的状況を詳細に調査する。当時の日本には、蘭方西洋医学と漢方という和解しがたい二つの流派があった。ウィリスは、幕府に病院の必要性を建議する中で、一八六九（明治二）年、日本政府に雇われる。その身分は、東京医学校兼病院長であった。

しかし維新政府から医学校の責任を任された佐賀藩医相良知安《さがらともやす》（一八三六～一九〇六年）、福井藩医岩佐純（一八三五～一九一二年）の二人はドイツ医学の採用の計画を推し進めた。彼らはオランダ医学を学び、徳川幕府以来の伝統である長崎養生所出身者で固め、オランダ医学がドイツ医学を模範としていたことから自然の成り行きであった。政府はウィリスの処遇を西郷隆盛に頼み、ウィリスの鹿児島行きが決まる。政府がドイツ医学に切り替えたことにより、ドイツ人医師二名を雇い入れる。この二人が前項で紹介したベルツとスクリバである。

鹿児島での生活の始まりの時、ウィリスの気持ちが大きく沈み、孤独感に包まれたことは想像に難くない。一八六九（明治二）年一二月に薩摩藩医学校兼病院長に就任してから、西郷の尽力もあり、医学校、病院の体制、医学の基礎から臨床教育までウィリスに任された。ウィリスは、東京でできなかったことを実現したいという情熱に燃えていたのではないだろうか。彼は、近代医学教育、近代医療、公衆衛生・予防医学、地域住民の栄養改善、地域づくり、教育問題、社会調査など幅広い業績を鹿児島に残した。日本の永住を決意し、鹿児島の女性と結婚し、子どもも生まれる。しかし激動する世の中は彼の意思どおりにならず、西南戦争によってウィリスなどの外国人は英国艦船によって救出されるが、日本人であった妻八重は乗艦を拒まれ、ウィリスは一八七七（明治一〇）年八月、妻と四歳の子どもを残して日本を離れる。

ウィリスの活動は、一八七〇年一月から西南戦争の一八七七年二月までの七年間であった。彼は、医学教育、近代医療、公衆衛生・予防医学、地域住民の栄養改善など幅広い業績を鹿児島に残した。

日本の近代医学形成において、ドイツ医学ではなく、イギリス医学の流れがあったことを忘れてはならない。歴史に「もしも」はないが、わが国がイギリス医学を採用していれば、イギリスにおける地域医療の伝統が導入され、現代の地域医療と福祉が異なっていたかもしれない。医師の養成に尽力した英国大醫ウィリアム・ウィリス頌徳記念碑が鹿児島大学鶴陵会館中庭にある（写真二－九）。

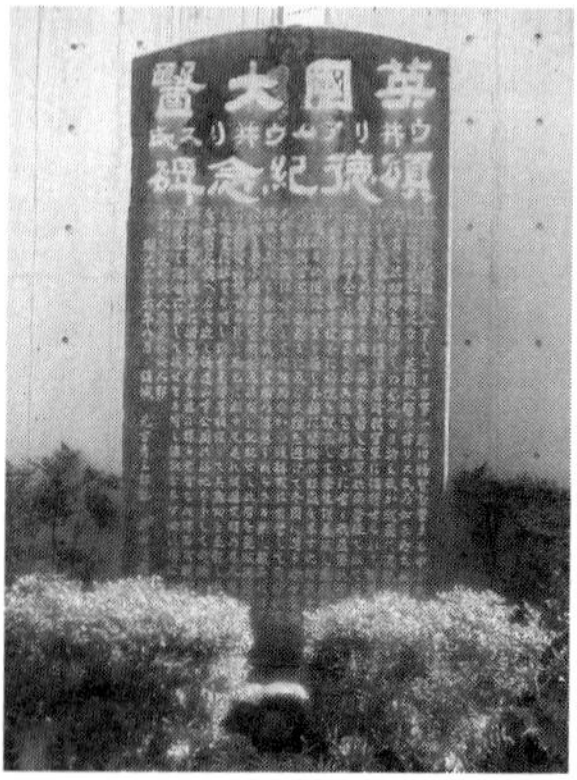

写真 2-9　ウィリアム・ウィリス氏頌徳記念碑（鹿児島大学鶴陵会館）
鹿児島県鹿児島市
桜ヶ丘８－35－１

エルメレンスとボードウィン（大阪府吹田市／大阪市／東京都台東区）

オランダ船リーフデ号が豊後に漂着し、オランダとの交流が始まってから鎖国中も出島を通じてオランダとは交流があり、明治政府がドイツ医学を採用するまで、日本は江戸時代から明治の初めにかけてオランダから西洋医学を学んでいた。エルメレンス（Christian Jacob Ermerins、一八四一〜一八八〇年）は、オランダ本国の推薦により一八七〇（明治三）年に二八歳で来日し、黎明期の大阪大学医学部で医療と医学教育に大きな足跡を残している。彼は七年間の大阪滞在中に、生理新論、薬物学、原病学、外科総論などの数十巻の書物を出版している。これらは現在、大阪大学学友会館に保存、展示されている。一八七七（明治一〇）年に帰国後、彼はハーグの市民病院院長をしていたが、三八歳の若さで急逝した。

彼の訃報を聞いて大阪府立病院院長の高橋正純らが発起人となり、不幸な知らせを受けて心から悲しんだ大阪の人たちとともに、遺徳を偲んで顕彰碑を建てる募金活動を始めた。知人や弟子、あるいは治療を受けた元患者たちが喜んで協力した。一八八一（明治一四）年、中之島（現・北区中之島）で記念碑の除幕式が行われた。その後、エレメレンス記念碑は傷みがひどく、二〇〇一（平成一三）年六月に大阪大学医学部の千里移転に伴って動かすことはできなかったが、現在大阪大学構内に再建されている（写真二－一〇）。

幕末から明治初めにかけて多数の欧米科学技術者が招聘され、また、多数の日本人が海外へ派遣され、日本は近代国家への道を進んだ。一八六九（明治二）年、時の大坂府知事は病院の建設を計画していたが、財政難のため実現できずに仮に設けた病院が大坂仮病院（のちの大阪大学医学部）である。院長は緒方惟準《これよし》（洪庵の次男、一八四三～一九〇九年）、主席教授としてオランダ軍医ボードウィン（Anthnius Franciscus Bauduin、一八二〇～一八八五年）を招き大福寺の施設の提供を受けて開設された。大福寺

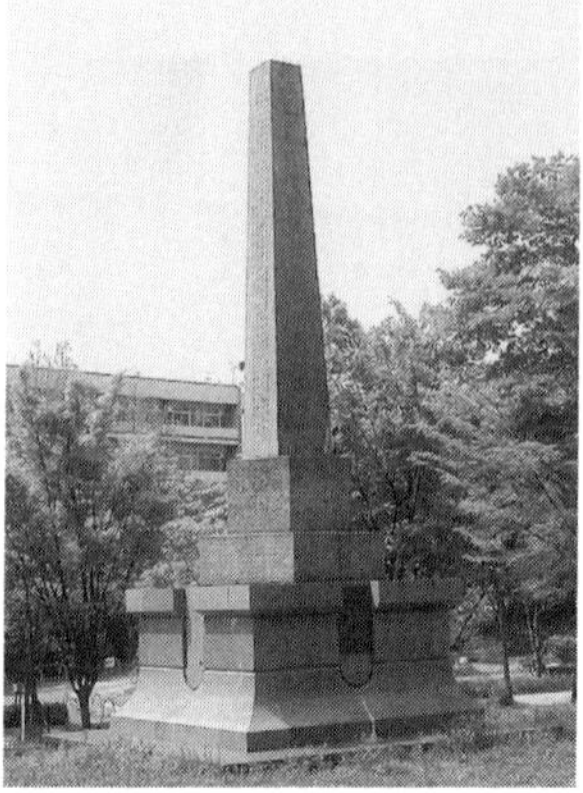

写真2-10　エルメレンス記念碑（大阪大学医学部附属病院講義棟前庭）
大阪府吹田市山田丘2－15

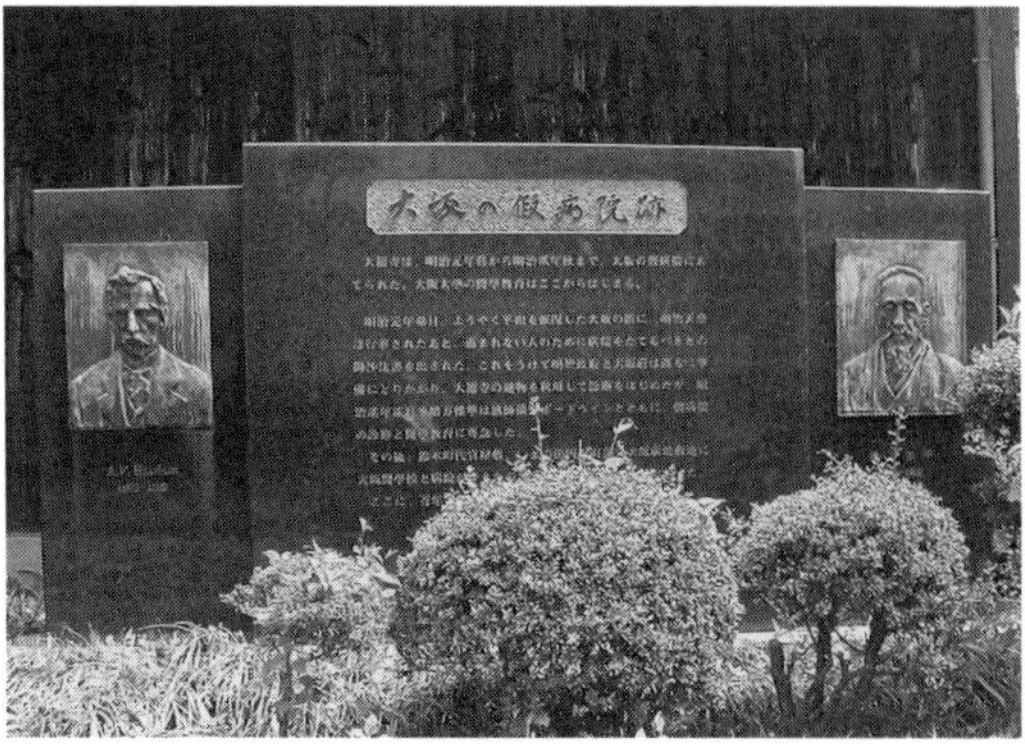

写真 2-11　大坂の仮病院跡の碑（大福寺）
大阪府大阪市天王寺区上本町 4 － 1 － 15

門前には「浪華仮病院跡」の碑と、境内には緒方惟準、ボードウィンの肖像をレリーフにした記念碑が立てられている（写真二－一一）。

　ボードウィンはオランダ出身の軍医であり、一八六二（文久二）年、ポンペの後任として来日して長崎養生所の教頭となった。東京、大阪、長崎で蘭医学を広め、また養生所の基礎科学教育の充実に努めた他、大坂仮学校で教鞭をとった。また、上野に病院を立てる計画が持ち上がった時に、上野の自然が失われることを危惧して一帯を公園として指定すること（現在の上野恩賜公園）を提言したことから、上野公園に業績を顕彰する胸像がある（写真二－一二）。

なお、ボードウィンが日本に持ってきた健胃剤の処方が日本人に伝播され、独自の改良を経たものとして太田胃散と守田宝丹がある。いずれもその後品質改良や薬価改定などによって形状・成分の変更などが行なわれたが現在に至るまで市販されている。

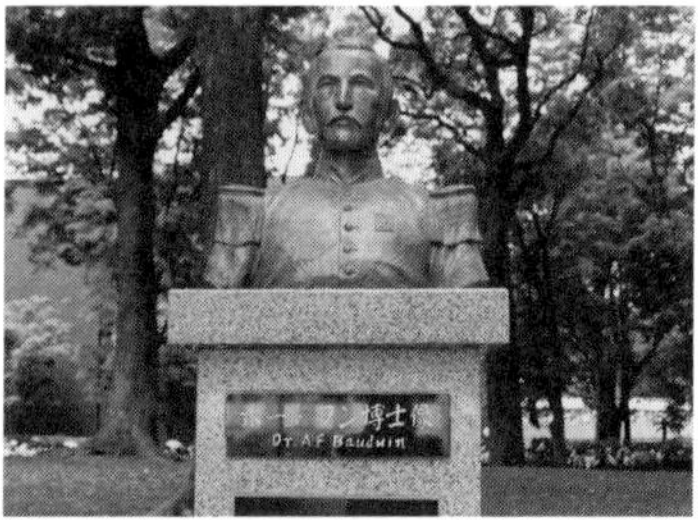

写真 2-12　ボードウィン胸像
（上野恩賜公園）
東京都台東区上野公園・池之端 3

高木兼寛（東京都港区／宮崎県宮崎市）

英国人医師ウィリアム・ウィリスに実証的、実学的英国医学を学んだ高木兼寛（一八四九～一九二〇年）によって、一八八一（明治一四）年五月に成医会講習所（現在の東京慈恵会医科大学）が創立された。当時の日本は研究中心のドイツ流医学が中心だったが、高木は「病める人を全人的に診る医療」を実践するために、翌年、慈善病院である有志共立東京病院を発足させた。

また高木は、英国のセント・トーマス病院医学校（現在のロンドン大学のGuy's, King's and St. Thomas' School of Medicine, Dentistry and Biomedical Sciences）に留学したおり、そこで人道主義に基づいた英国医学を学ぶとともに、ナイチンゲール・スクールを見て、看護教育の重要性を感じた。「医師と看護婦は車の両輪の如し」という考えに基づき、一八八五（明治一八）年にわが国最初の看護婦教育所を設立し、医師と看護師が協力して働く医療を実現させた。わが

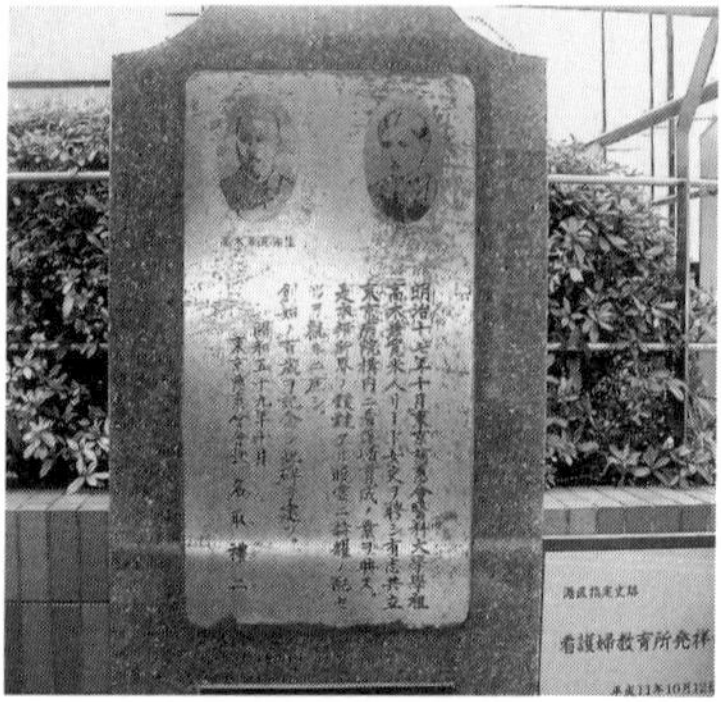

写真2-13　「看護婦教育所発祥の地」記念碑（東京慈恵医大構内）
東京都港区西新橋3－25－8

国における看護教育は、慈恵の高木と同志社の新島襄（一八四三〜一八九〇年）、女子の職業教育に深い関心を持った桜井女学校のアメリカ人宣教師ミセス・ツルー（Maria T.Pitcher True、一八四〇〜一八九六年）の三人であった。看護専門家としての専任教諭を外国から招き、生徒を募集し、校舎を建て、実習所となる病院を備えた教育機関としてのナイチンゲール方式による、いわゆるトレンドナース（Trained Nurse）の養成所としての初めての開設であった（写真二－一三）。

高木の信念は「医学は実学であり、何よりも病気の予防・治療のためのもの」であった。この信念は脚気病の研究において遺憾なく発揮された。当時は、まだ脚気に対するビタミン学説はなく、伝染病説が支配的であったが、高木は栄養欠陥説を掲げ、「兵食改善」という予防法に取り組み、軍艦を使った壮大な遠洋航海実験を実施し、脚気を完全に駆逐することに成功した。眼前の患者を救い得ないならば、いかなる支配的学説も無用の長物にすぎないことを自ら実証したのである。この高木の考えは医学の歴史の中で色あせることなく、「病気を診ずして、病人を診よ」は、高木の医療に対する考えを簡潔かつ明瞭に表現したものである。

高木兼寛の生まれ故郷宮崎県高岡町穆佐《むかさ》には、脚気の予防法を見出した高木をビタミンの父として顕彰する碑がある（写真二－一四）。

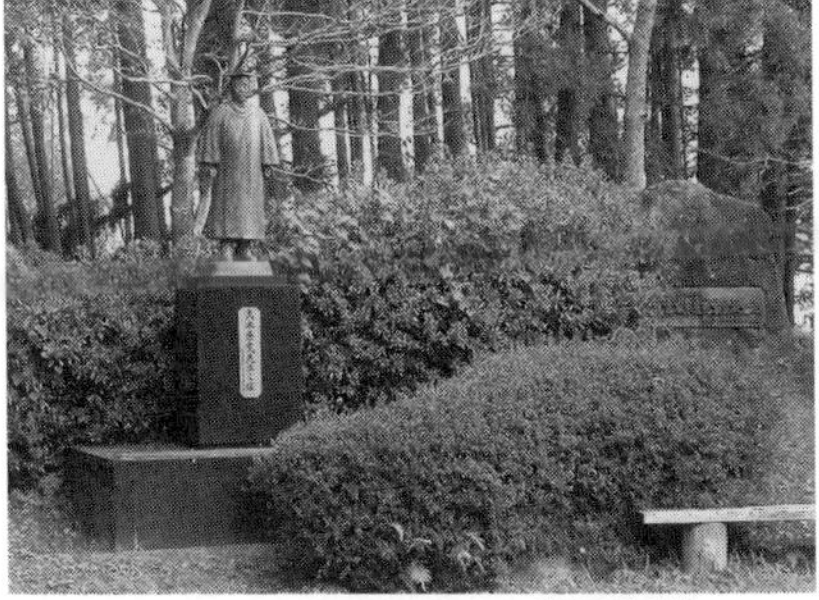

写真 2-14　高木兼寛生誕地（穆園広場《ぼくえんひろば》）
宮崎県宮崎市高岡町小山田

黒川良安（石川県金沢市）

金沢大学医学部の淵源は、一八六二（文久二）年、加賀藩が黒川良安《まさやす》（一八一七～一八九〇年）に命じて種痘所を設置した時に遡る。その後卯辰山《うたつやま》養生所が開設され、一八七〇（明治三）年には、金沢市大手町の加賀藩家老津田玄蕃邸に金沢藩医学館が創設された。当時、金沢藩医学館の創設準備の目的で長崎に赴いた黒川良安が、医療器具、書籍、薬品などとともに購入して持ち帰ったキンストレーキ（人体全身模型）が、金沢大学医学部記念館資料室に保管されている。

キンストレーキはキュンストレーキとも呼ばれ、フランスの解剖学者オヅー（Louis Thomas Auzoux、一七九七～一八八〇年）によって考案（一八二五年に発表）された張子の人体解剖模型で、オヅーは「分解できる模型」と名づけ、一三〇の部分と一七〇〇の細部より構成されているという（写真二－一五）。

日本における西洋解剖書の翻訳書『解体新書』は杉田玄白らによって一七七四（安永三）年に刊行されたが、仏教の盛んな加賀藩では、解剖に対する世論をも考慮し、人体解剖の実施が他藩に比べて遅れていた。一八六九（明治二）年五月に黒川良安が購入し、金沢に持ち帰ったキンストレーキは、解剖学の講義・実習の際に使用され、補修を経て一八九二（明治二五）年頃まで解剖学教育に多大な貢献をしたとの記録がある。

ポンペが、一八五七（安政四）年に着任した長崎小島養生所においても西洋解剖学を系統的に教授した折にも、実地解剖用の屍の入手が難しかったため、キンストレーキを取り寄せ教材としている。

一八七二（明治五）年四月、廃藩置県の余波を受けて金沢藩医学館は存立の危機を迎えたが、当事の医学館の教師らが私財を提供して患者の命脈と医学館の存立を守り、一八七三（明治六）年四月には、

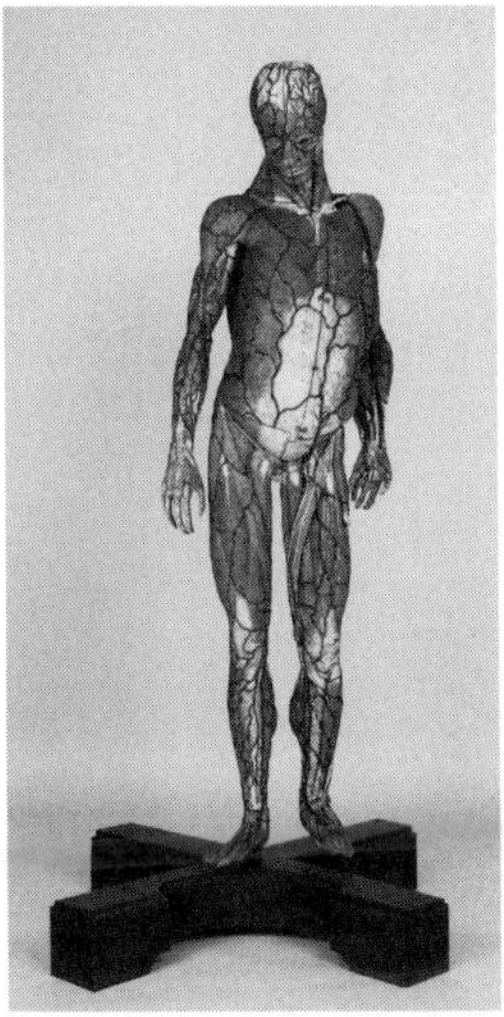

写真 2-15　キンストレーキ（金沢大学医学部記念館）
石川県金沢市宝町 13 － 1
（写真提供：金沢大学医学部記念館）

金沢町より補助を受け、公私立を兼ねた医学館となった。一八七六（明治九）年八月、医学館は石川県立となり、一九一二（明治四五）七月、官立金沢医学専門学校が小立野台に移転するまでの四〇年間、北陸地方の医育の殿堂として責務を果たしてきた。現在、この金沢医学館の正面玄関部分は、兼六園内管理事務所「兼六会館」として使用されている（写真二－一六）。

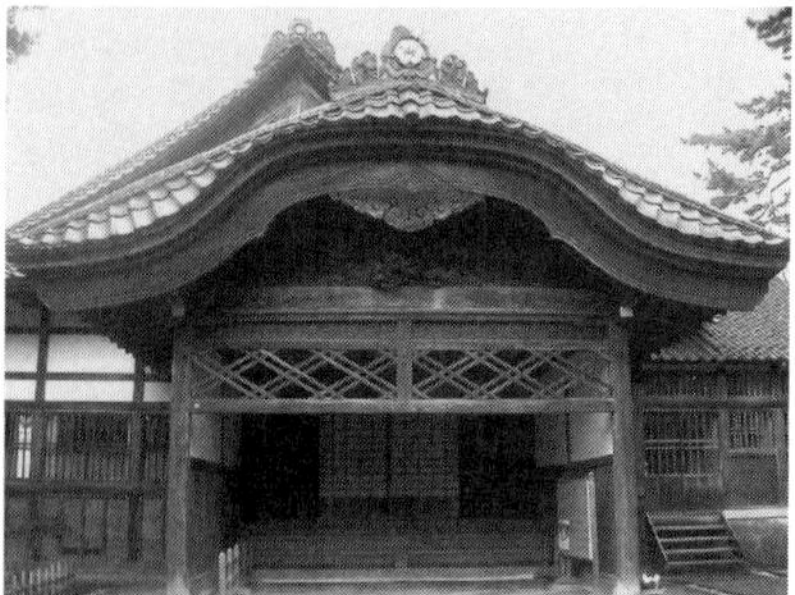

写真 2-16　金沢医学館
（現兼六園内管理事務所「兼六会館」）
石川県金沢市丸の内１－１

星野良悦（広島県広島市）

広島大学医学部医学資料館は、一九七八（昭和五三）年一一月二日、陸軍兵器補給廠の赤煉瓦造りを改装して設置された。資料館は設立の経緯からも、建築学的にも、原爆被爆建物であり被災者の臨時救護所となった歴史的意義からも、一九九八（平成一〇）年の建替えに当たっては旧資料館の外観を尊重し、被爆煉瓦や石材を再使用して建替えられた。医学資料館の概要には、「医学の教育や研究は、長い間に人類が生み出してきた学問や文化の背景のもとに現在の医学があるという歴史的基盤と、そこに受け継がれている医の倫理を自覚したうえで行われなければならないと確信いたします」との記述がある。

「身幹儀（星野木骨）」は、国の重要文化財に指定されており、星野良悦（一七五四〜一八〇二年）が、工人・原田孝次に依頼して作った等身大の成人男子骨格模型である（写真二－一七）。

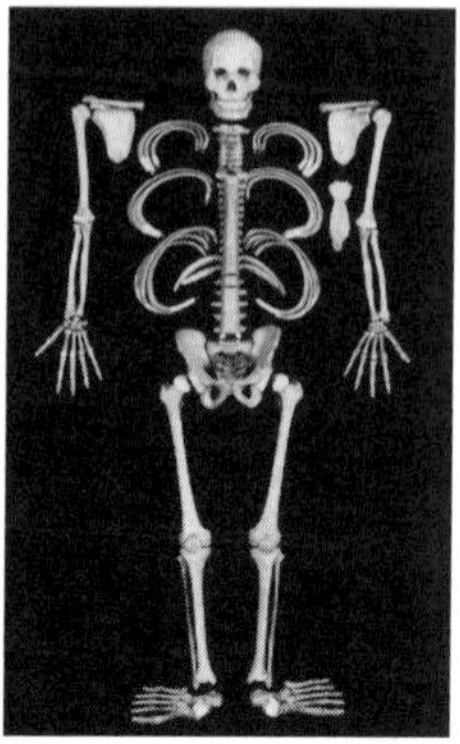

写真 2-17　星野木骨（全身像）
（広島大学医学部医学資料館所蔵）

星野良悦は、広島堺町の町医者であった。ある日、薬草採取に出かけた草叢で髑髏を見つけ、下顎脱臼の整復術を考案した。このことから良悦は人体骨格の構造を知ることの重要性を痛感し、刑死体の解剖を申請した。一七九一（寛政三）年四月に二体の刑死体の下げ渡しを受け、一体は内臓を中心にした解剖を仲間の医師達とともに行った。他の一体は蒸した後に軟部組織を除去して真骨を得、工人の原田孝次に作らせた。制作には約三〇〇日を要し、翌一七九二（寛政四）年に完成したと、広島大学大学院教授・医学資料館長片岡勝子は、重要文化財指定記念「身幹儀（星野木骨）」公開シンポジウム（二〇〇四年九月五日）で述べている。木骨は手根骨や指骨のような小さな骨まで別々に作られ、ほぞとほぞ穴で結合するようになっている。『解体新書』の骨図（一七七四年）年と比べてもはるかに正確・精巧で、医師と工人の観察力と技術の確かさを伺える（写真二－一八、写真二－一九）。

寛政一〇（一七九八）年、良悦は木骨を江戸に持参、杉田玄白、大槻玄沢らが絶賛して「身幹儀」と命名した。「身幹儀」は後に旧浅野藩の藩医の家柄である後藤家の所蔵となった。

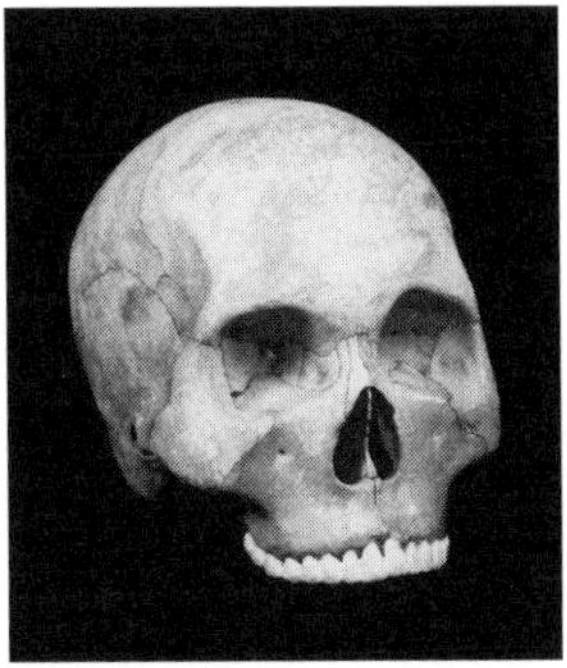

写真 2-18　星野木骨（頭部）
（広島大学医学部医学資料館所蔵）

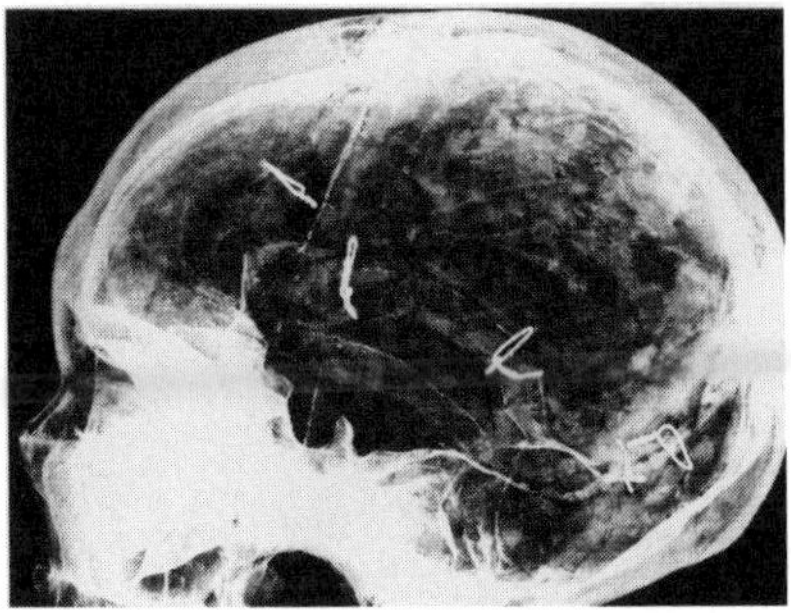

写真 2-19　星野木骨（頭部 X 線写真）
（広島大学医学部医学資料館所蔵）

北里柴三郎とコッホ（熊本県小国町／埼玉県北本市）

北里大学は、一九六二（昭和三七）年に社団法人北里研究所創立五〇周年を記念して創設され、二〇〇八（平成二〇）年四月には社団法人北里研究所と学校法人北里学園の法人統合に伴い、学校法人北里研究所の設置校となった。世界的な細菌学者であり、わが国の近代医学と衛生行政の発展に多大な貢献を果たした北里柴三郎（一八五三～一九三一年）を学祖と仰ぐ北里大学には、ペスト菌発見の功績で贈られた胸像やコッホ・北里神社など北里を偲ぶ多くの医跡がある。

北里柴三郎は、一八五三（嘉永五）年に熊本県の北里村（現小国町北里）に生まれた。一八七一（明治四）年熊本医学校に学び、さらに一八七五（明治八）年東京医学校（現東京大学医学部）に進み、卒業後内務省衛生局に勤務し国の留学生として、結核菌の発見者であるドイツのロベルト・コッホ（Heinrich Hermann Robert Koch、一八四三～一九一〇年）に師事した。ここで貴重な研究業績を挙げ、破傷風菌の純粋培養法の確立（一八八九年）と血清療法の発見（一八九〇年）などで、世界の医学界にその名をとどろかせた。この破傷風菌の純粋培養を記念して、北里大学の校章にある〝學〟の中央には〝×〟を破傷風菌の特徴的な形態（マッチの軸状）を図案化している。

一八九二（明治二五）年に帰国した後、福沢諭吉などの援助により伝染病研究所を設立し、わが国の近代医学に大きな足跡をとどめた。一九一三（大正二）年に日本結核予防協会を設立し、一九一四（大正三）年に自力で北里研究所を創立し、一九三一（昭和六）年に死去するまで終生わが国の公衆衛生、医学教育、医療行政の発展に貢献した。

北里柴三郎の業績を顕彰するために設立された「北里柴三郎記念室（東京都港区白金）」では、北里の生い立ちからその研究業績等を、資料と写真パネルによって詳しく紹介している。また他にも、北里研究所の設立から現在までの歩みや交友関係、門下生などのさまざまな資料が展示されている。

また熊本のＪＲ豊肥線阿蘇駅からバスで一時間の山間にある「北里柴三郎記念館（熊本県阿蘇郡小国町）」は、北里の生家や小国町に寄贈された北里文庫を改修し偉業を称えている。記念館中庭にある北里の胸像（写真二―二〇）は、一九一四（大正三）年伝染病研究所が内務省から文

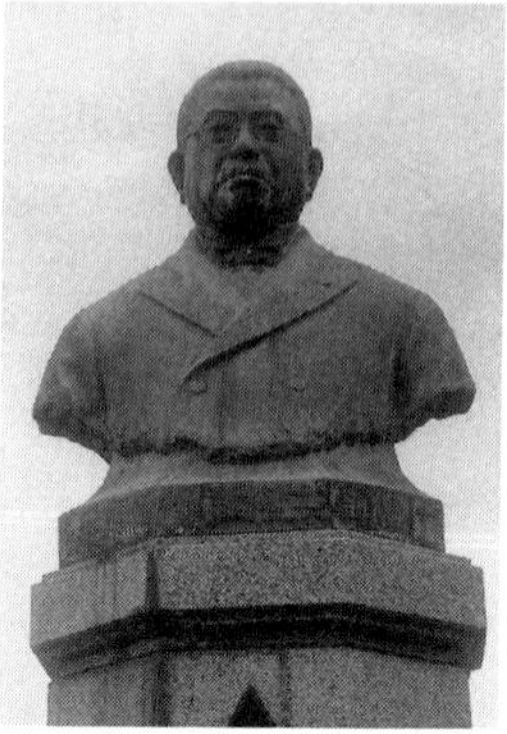

写真 2-20　北里柴三郎胸像
（熊本県北里柴三郎記念館）
熊本県阿蘇郡小国町北里 371 － 1

部省に移管されたことを契機に所長を辞任、ただちに私立北里研究所を設立して、「医者の使命は病気を予防することにある」という実学の精神を貫いた気概を彷彿とさせる。

二〇一五（平成二七）年、ノーベル医学生理学賞を受賞した北里大学特別栄誉教授の大村智（一九三五年〜）は、受賞の喜びを語った時、「得られた研究の成果は単に業績として死蔵されるのではなく、公衆の福祉衛生に活用されるべきである」と、北里の実学の信念に触れた。

日本の細菌学の父と言われ、公衆衛生の功労者である北里柴三郎と、彼がドイツ留学中に学んだロベルト・コッホを祀った神社が埼玉県北本市にある。北里は、ベルリン留学時代（一八八六〜一八九一年）、コッホに師事した。並はずれた熱心さと努力によって、コッホの篤い信頼を得、その指導のもと、破傷風菌に純粋培養に成功し、さらにその毒素に対する免疫抗体を発見し、それを応用した血清療法の確立するなど数々の輝かしい業績を挙げた。

一九一〇年五月二七日、コッホの訃報に接した時、北里は深い悲嘆にくれ、コッホの遺髪をご神体として港区白金の北里研究所にコッホ祠を建てて恩師を偲んだ。一九三一年に北里が逝去した際には、門下生らが北里祠を設けた。北里研究所創立七五周年記念事業に設立された北里メディカルセンターの敷地内に大村記念館がある。その道路を挟んだ前の「コッホ・北里神社」に、北里研究所の守護神、崇敬報恩のしるしとして祀られている（写真二－二一）。

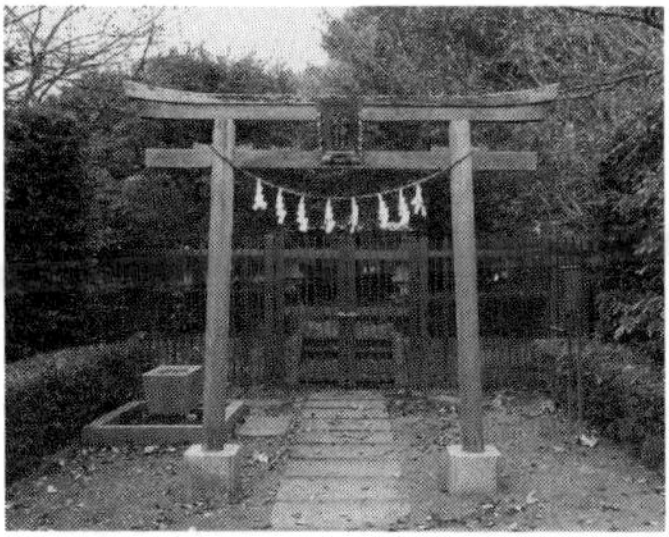

写真 2-21　コッホ・北里神社
（北里大学北本キャンパス構内）
埼玉県北本市荒井 6

吉岡彌生（東京都新宿区／静岡県掛川市）

明治・大正の頃は、女性が医学の道に進み、それを職業として活躍できるような社会ではなかった。しかし医学を志し、苦難の道に挑み切り拓いていった二人の情熱に満ちた女性がいた。一人は女性で初めて医術開業試験に合格し医師となった荻野吟子（一八五一～一九一三年）で、女人禁制だった医学界において女性が医師になる道を切り拓いた先駆者である。もう一人は、日本初の女性医師養成機関として東京女医学校（現東京女子医科大学）を創立し、女子医学教育と女性の社会的地位の向上に尽力した吉岡彌生《やよい》（一八七一～一九五九年）である。

鷲山彌生（のちの吉岡彌生）は、一八七一（明治四）年月一〇日に静岡県に生まれた。一八八九（明治二二）年、私立医学校の済生学舎に入学し、男尊女卑の弊風がはびこる中で勉強を続け、一八九三（明治二六）年に日本で二七番目の女性医師となった。荻野吟子の合格から数えて七年後のことであった。その後ドイツ語を学ぶため至誠学院に通い、院長の吉岡荒太《あらた》とやがて結婚する。

一九〇〇（明治三三）年、済生学舎は女子学生の入学を受け入れず、在学中の女子学生も排除することを決定した。この時、彌生はすでに医師として活躍していたが、今後女子が医師となる道が閉ざされてしまうことに衝撃を受け、同年一二月五日に、夫・荒太とともに東京女医学校を創立した。彌生の経営する東京至誠医院の一室でわずか四人の学生からのスタートであった。その数年後、医術開業試験の廃止が決定され、医師試験の受験資格は医学専門学校の卒業生にのみ与えられることになり、一九一二（明治四五）年三月、本科四年制の東京女子医学専門学校に昇格するまでの苦難は続いた。

東京女子医学専門学校時代の制帽や彌生が愛用した聴診器とトラウベ等の品々は、東京女子医科大学史料室吉岡彌生記念室に展示されている。また、中庭にある吉岡彌生坐像は、後方の吉岡荒太のレリーフと共に慈愛に満ちた微笑み

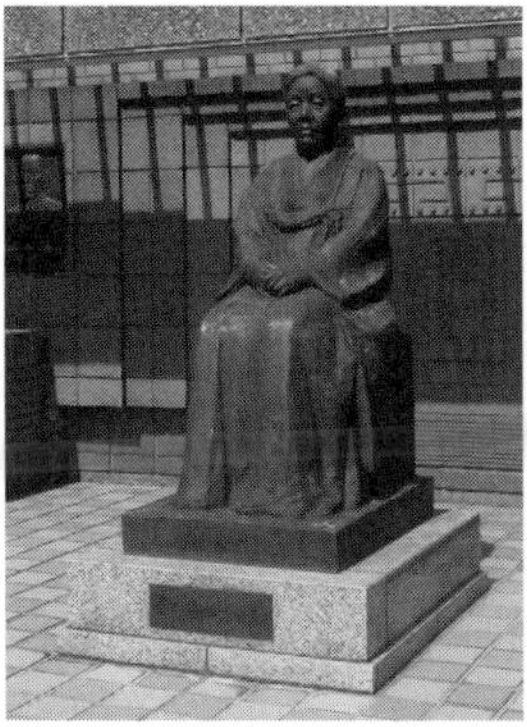

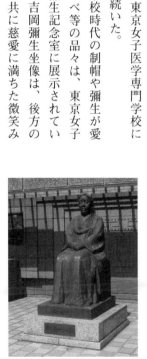

写真 2-22　吉岡彌生座像
（東京女子医科大学構内）
東京都新宿区河田町８－１

で学生を見つめている（写真二一二二）。

一九九八（平成一〇）年に開館した掛川市の吉岡彌生記念館には、彌生が生まれ育った生家が移築され、当時の鷲山医院長屋門が復元されている。「吉岡彌生記念ゾーン」には、彌生に関する豊富な資料や書が展示され、至誠一貫を座右の銘とした吉岡彌生の足跡を知ることができる。また「看護とケアの展示ゾーン」では、産婦人科の医師として活躍する傍ら、健康、病気の予防をいち早く語り、一般女性に向けて衛生知識の普及を行った彌生の息吹と、活気あるコミュニティの土壌を培うための資料が展示されている（写真二一二三）。

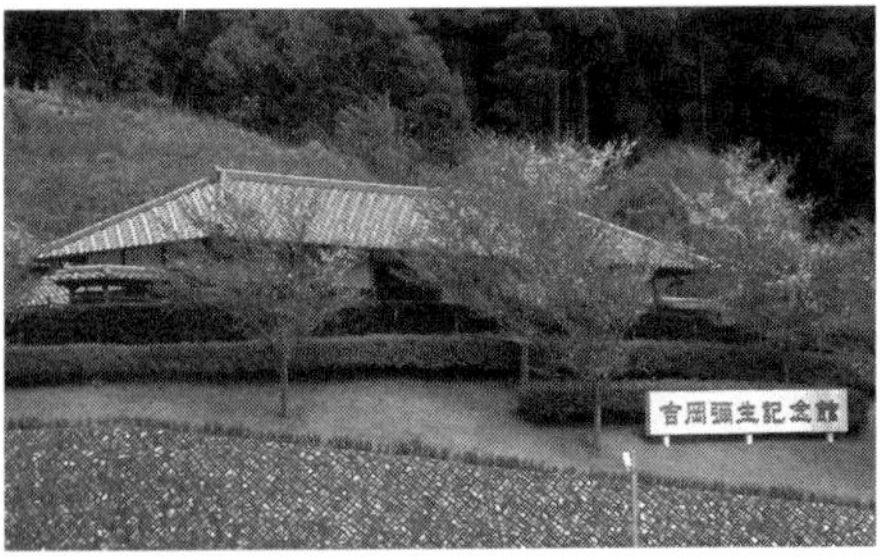

写真 2-23　吉岡彌生記念館
静岡県掛川市下土方 474

長谷川泰（東京都文京区）

東京女子医科大学の創立者である吉岡彌生（一八七一〜一九五九年）が、私立医学校済生学舎に学んだことを前項で紹介した。済生学舎は、医学者長谷川泰《たい》（一八四二〜一九一二年）によって、済生＝「広く民衆の病苦を済《すく》う」願いを込めて、一八七六（明治九）年四月に東京本郷に開校した。この建学の精神は、ドイツの医学者フーフェランド（Chrstoph Wilhelm Hufeland、一七六二〜一八三六年）が内科書で、「貧しくして、その上病気で苦しんでいる人々を救うのが、医師の最も大切な道である」と説いた済生救民の教えにあるという。

「済生学舎発祥の地」の碑（写真二－二四）は、ＪＲ御茶ノ水駅と水道橋駅の間にある、順天堂大学隣のセンチュリータワーとその北側の給水場公苑に挟まれる道路に建っている。

明治初期に医者（西洋医）になるには、大学の医学部を卒業する他に、「医術開業試験」（当

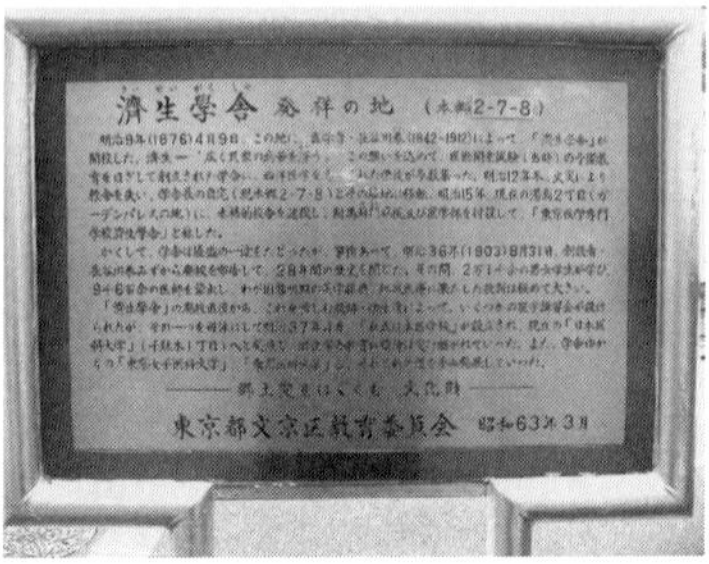

写真 2-24　済世学舎発祥の地碑
東京都文京区本郷２－７－８

時）を直接受験する方法があり、済生学舎はその試験を受験するためのいわば予備校的な医学校であった。済生学舎に学んだ人々の中には、吉岡彌生の他、細菌学の野口英世（一八七六〜一九二八年）、眼科学の小口忠太（一八七五〜一九四五年）、医化学の須藤憲三（一八七二〜一九三四年）などがいるが、一九〇三（明治三六）年八月三一日、創設者・長谷川泰自ら廃校を布告して二八年間の歴史を閉じた。その間、二万一千余の男女学生が学び、九千六百余の医師が誕生した。わが国黎明期の医学振興、地域医療における済生学舎の果たした役割は大きい。

済生学舎の廃校直後から、これを惜しむ教師、学生達によって、いくつかの医学講習会が設けられたが、その一つを母体にして一九〇四（明治三七）年四月、「私立日本医学校」が設立されて済生学舎の精神は受け継がれていった。その後、一九一二（明治四五）年に私立日本医学専門学校、一九一九（大正八）年に日本医学専門学校と改称し、一九二六（大正一五）年、大学令により日本医科大学に昇格した。旧大学令による私立医科大学は、日本医科大学、東京慈恵会医科大学、慶應義塾大学医学部の三校であった。

済生学舎創立当時の写真や廃校に至る経緯の資料、済生学舎に学んだ野口英世に関する資料などが橘桜《きつおう》会館（日本医科大学同窓会館）に保存、展示されている。この敷地内に、明治の文豪夏目漱石（一八六七～一九一六年）の旧居跡の史跡がある。漱石がイギリスから帰国後の一九〇三年から三年間この地に住んだ。この間、処女作「吾輩は猫である」を執筆して、この地が作品の舞台になった。現在は案内板がある（写真二－二五）。

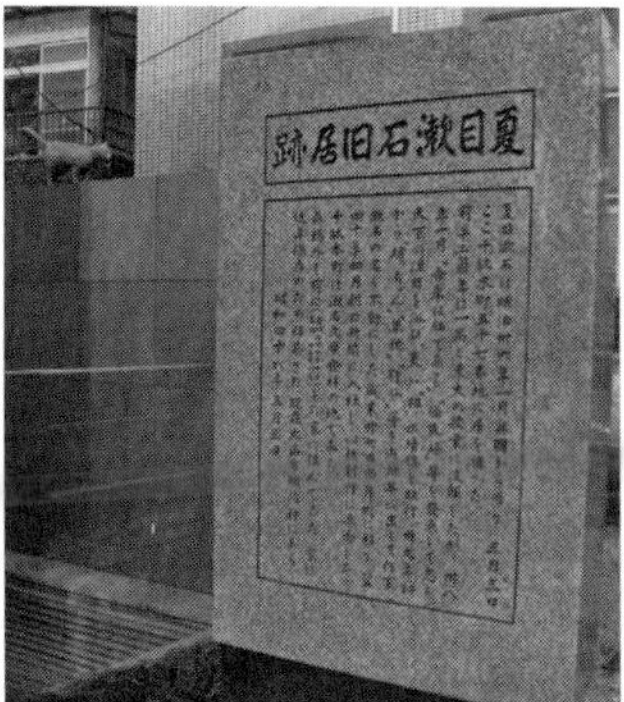

写真 2-25 「夏目漱石旧居跡」碑
（左奥の塀にネコが見える）
東京都文京区向丘２－２０－７

佐藤泰然（東京都台東区／千葉県佐倉市）

江戸で蘭医学塾を開いていた佐藤泰然（一八〇四～一八七二年）が佐倉藩主堀田正睦の招きを受けて病院兼医学塾「佐倉順天堂」を開設したのは、一八四三（天保一四）年で、緒方洪庵の適塾に遅れること五年であった。「順天」とは、中国古書にある「天の道に順」の意で、「佐倉順天堂」の治療は当時の最高水準を極めていた。

また、「日新の医学、佐倉の林中より生ず」と言われ、明治初期、わが国への西洋医学導入に貢献する多くの門人、佐藤尚中《たかなか》（一八二七～一八八二年）、松本良順（一八三二～一九〇七年）、関寛斎（一八三〇～一九一二年）などを輩出した。高弟であった関寛斎の「順天堂外科実験」にその手術例が詳しい。日本初の「膀胱穿刺」手術の他、卵巣水腫開腹術、割腹出胎術（帝王切開）、乳がん手術、種痘など蘭学による先進医療が行われていた。そのころ華岡青洲によって開発された麻酔薬は副作用がひどかったので、泰然は手術に麻酔を用いず、患者の生命力を頼って手術したと言われている。

一八五三（嘉永六）年六月、ペリーが軍艦四隻を率いて浦賀へ来航した。泰然は藩主正睦の開国論を支持していた。京都の宮中は攘夷派が多数を占め、一八五八（安政五）年一月、老中であった正睦は失脚した。泰然も、翌年に病気を理由に家督を養嗣子の尚中に譲って隠居した。正睦の後継大老井伊直弼は、独断で半年後の一八五八（安政五）年六月、ハリスとの間で条約を調印し、政情は混乱を極めた。「安政の大獄」が起こり井伊大老は、一八六〇（万延元）年三月、水戸浪士に桜田門外で襲われ暗殺された。泰然は佐倉を離れ、一八七二（明治五）年四月一四日東京下谷茅町（現台東区池之端）で肺炎のため没した。享年六九歳であった。墓は、一九三五（昭和一〇）年に谷中墓地から名称が改められた谷中霊の最北部（甲新一六号）にあり、本名の佐藤信圭《のぶかど》が刻まれている（写真二－二六）。

佐倉順天堂は、一八五八（安政五）年に建てら

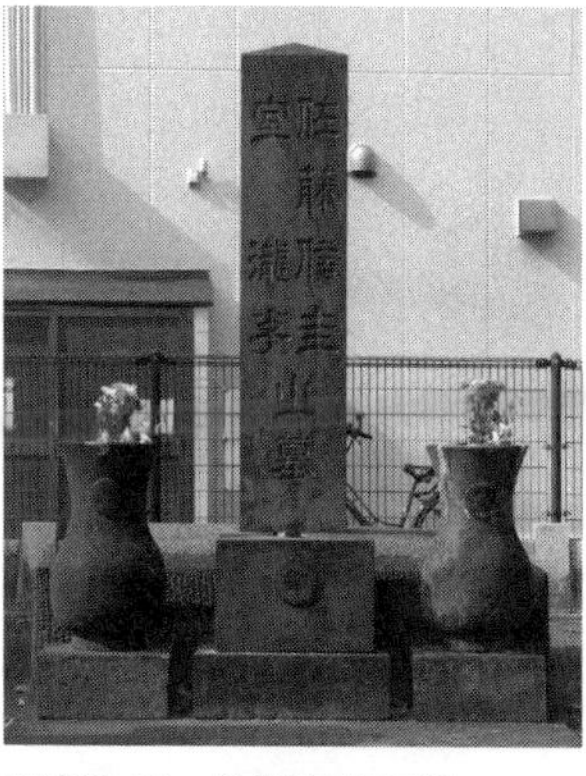

写真 2-26　佐藤泰然の墓
東京都台東区谷中７－５－24

れた建物の一部が残っていて、これを佐倉順天堂記念館として一般公開し、当時の医療器具や書籍などを展示している。西洋医学の普及に貢献した「順天堂」の功績を知ることができる（写真二―二七）。

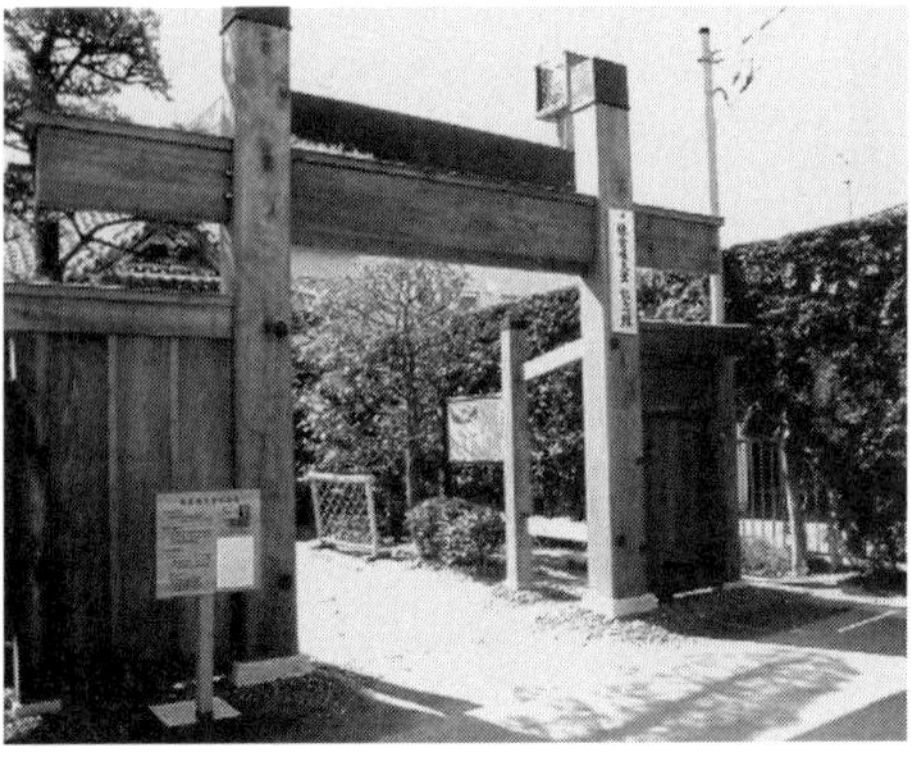

写真 2-27　佐倉順天堂記念館
千葉県佐倉市本町 81

関　寛斎（千葉県東金市／徳島県徳島市）

関寛斎（一八三〇～一九一二年）は千葉県山辺郡に生まれ、一四歳の時儒家関俊輔の養子になって佐倉の佐藤泰然につき医学を修めた（写真二－二八）。後日、長崎に遊学し、ポンペから最新の西洋医学を修得して帰郷した。一八六二（文久二）年、学友須田泰嶺（一八二五～一九〇八年）の推挙により阿波藩（徳島藩）医となった。時あたかも幕末維新の時代にあたり、彼は君命を受けて藩兵とともに官軍医として各

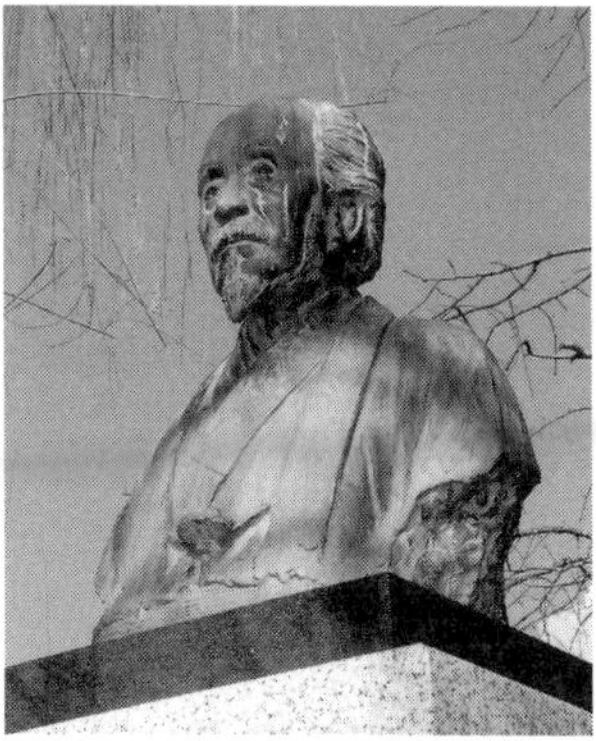

写真 2-28　関寛斎胸像
（東金中央公園）
千葉県東金市東岩崎 1

地に出陣して野戦病院長として活躍し、多数の傷病兵を救療した。やがて戦乱もおさまり、徳島藩が一八六九（明治二）年に創設した藩立医学校教授兼病院長になった。その後退職して一時県外に去ったが、再び一八七三（明治六）年、徳島に帰来して以後三〇年間、徳島市中徳島町（現在は徳島県立城東高校）で開業医の生活を続けた。

彼は長崎小島養生所においてポンペから、患者には階級の上下、貧富の差別なく、医師の前にはただ病人があるだけだという医の倫理を教えられ、この思想は彼の診療体系の中に深く組み入れられていた。徳島での開業医関寛斎は、代金を貧しい者からは得ず富める者からもらい、自らは質素を旨とした「赤ヒゲ」を思わせるような人道主義を実施し、さらに戦争留守家族や傷病兵患者などには、ほとんど医療費は請求しなかった。

「この地にゆかりの関寛斎の遺徳を偲び慈愛と進取のこころに学ぶべくこの碑を建立する」と、県立城東高校玄関にある「慈愛進取の碑」に記されている（写真二-二九）。

金婚式を祝った寛斎、あい夫妻は、一九一一（明治四四）年、札幌農学校を出て北海道で農場を経営していた四男又一の元に向かい、未開の原野（十勝郡斗満、現陸別町）を開拓、労苦を乗り越えて関牧場を作る。激しい生活の中、医師として地域の開拓民やアイヌの人たちの治療にもあたったという。

寛斎は、農場で働く人のために土地を開放し、各自が十ヘクタールを所有する自作農創設を目指したが、家族間の葛藤や妻の死、体力の衰えに耐えられず、開拓小屋で自らの命を絶つ。入植して十年、八二歳だった。寛斎の生涯は、日本の西洋医学の夜明けがテーマの、司馬遼太郎の小説『胡蝶の夢』（新潮文庫、一九八三）に描かれている。

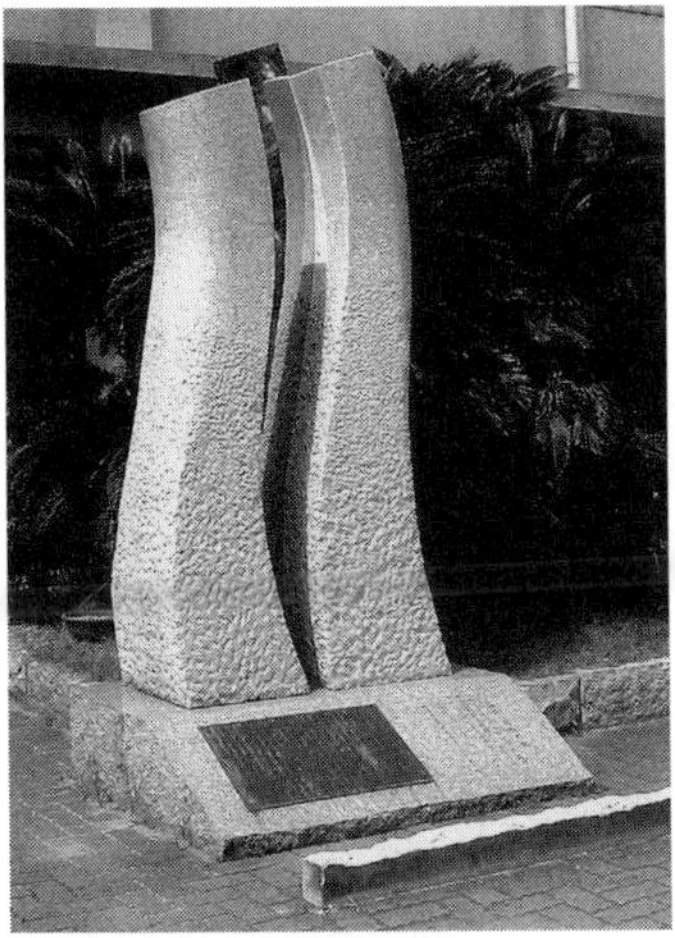

写真 2-29　慈愛進取の碑
徳島県徳島市中徳島町１－５

●参考資料

（1）新村　拓『健康の社会史』、法政大学出版局、二〇〇九、一一〇-一一一頁。
（2）〝創刊七〇〇号記念特集　本郷キャンパス　銅像の由来を探る〟、東大新報、https://www.t-shinpo.com/700/3.html/
（3）諸澄邦彦「東京大学」『Isotope News』二〇〇六、六二四号、二二頁。
（4）ベルツ、トク編『ベルツの日記　第一部下』（岩波文庫）、菅沼龍太郎訳、岩波書店、一九五二。
（5）〝X線装置年表　医用画像電子博物館〟、JIRA Virtual Museum、https://www.jira-net.or.jp/vm/various3.html/
（6）諸澄邦彦「東京の医跡 Part 2 」『医療科学通信』、医療科学社、二〇〇五、二号。
（7）鹿児島大学、https://www.kagoshima-u.ac.jp/
（8）諸澄邦彦「鹿児島大学」『Isotope News』、二〇〇六、六二七号、二四頁。
（9）長崎大学『出島の科学』刊行会編著、『出島の科学』、九州大学出版会、二〇〇二。
（10）長崎大学医学部原爆復興五〇周年医学同窓記念事業会『写真で撮らえた長崎大学医学部のあゆみ一三八年』

(11) 諸澄邦彦「長崎大学」『Isotope News』、二〇〇六、六三〇号、三八-三九頁。
(12) 中西　啓『新版ニッポン医家列伝　日本近代医学のあけぼの』P&C、一九九二。
(13) 長崎県高等学校教育研究会地歴公民部会歴史分科会編『長崎県の歴史散歩』、山川出版社、二〇〇五。
(14) 日本医師会編、酒井シヅ監修『医界風土記―近畿編』、思文閣出版、一九九五。
(15) 立川昭二『明治医事往来』、新潮社、一九八六。
(16) 平尾真智子『資料にみる日本看護教育史』、看護の科学社、二〇〇三。
(17) 慈恵大学、http://www.jikei.ac.jp/
(18) 日本医師会編、酒井シヅ監修『医界風土記　中部編』、思文閣出版、一九九四。
(19) 金沢大学大学院医学系研究科・医学部概要　二〇〇六年度。
(20) 金沢大学医学部記念館資料室『北陸における近代医学の源流』
(21) 諸澄邦彦「金沢大学」『Isotope News』、二〇〇七、六四二号、一九頁。
(22) 北里大学、https://www.kitasato-u.ac.jp/jp/
(23) 北里柴三郎記念室、https://www.kitasato.ac.jp/jp/kinen-shitsu/
(24) 財団法人北里研究所『北里研究所七五年誌』、北里研究所、一九九二。
(25) 諸澄邦彦「北里大学」『Isotope News』、二〇〇八、六五四号、二二頁。

(26) 佐々木徹「訪問　北里大学医療衛生学部」『Isotope News』二〇〇七、一〇号、八－一二頁。
(27) 国立科学博物館『日本の科学者技術者展シリーズ第五回　なでしこたちの挑戦―日本の女性科学者技術者―』、国立科学博物館、二〇〇八。
(28) 酒井シヅ『愛と至誠に生きる』、NTT出版、二〇〇五。
(29) 東京女子医科大学、https://www.twmu.ac.jp/univ/
(30) 諸澄邦彦「東京女子医科大学」『Isotope News』、二〇〇八、六五一号、一八頁。
(31) 掛川市吉岡彌生記念館、https://yayoi-kinenkan.jp/
(32) 唐沢信安『済生学舎と長谷川泰―野口英世や吉岡弥生の学んだ私立医学校―』、日本医事新社、一九九六。
(33) 日本医科大学、https://www.nms.ac.jp/
(34) 佐倉順天堂記念館パンフレット
(35) 諸澄邦彦「佐倉順天堂記念館と関寛斎」『Isotope News』、二〇一〇、六七八号、二八頁。
(36) 日本医師会編、酒井シヅ監修『医界風土記―関東・甲信越編』、思文閣出版、一九九四。
(37) 司馬遼太郎『胡蝶の夢』（新潮文庫）、新潮社、一九八三。
(38) 須磨幸蔵『ペースメーカーの父・田原淳』、梓書院、二〇〇五。

（39）諸澄邦彦「九州大学」『Isotope News』、二〇〇八、六四八号、三九頁。
（40）九州大学　医学部・大学院医学系学府・大学院医学研究院、https://www.med.kyushu-u.ac.jp/

第三章　感染症との戦い

東京大学医学部・医学部附属病院の起源は、江戸末期の一八五八（安政五）年に幕府の勅許を得て蘭方医八二名が資金を出し合って設立した「神田お玉が池種痘所」にある。一八六〇（万延元）年に、幕府はこれを公認し、のちに西洋医学所と改称された。感染症からの防疫を目的として私財を提供した蘭方医たちの情熱の源には、西洋医学への信奉があったが、同時に天然痘の惨禍から人々を救わなければならないという強い使命感があったことも忘れられない。

1. 天然痘（東京都台東区）

日本では幕末の一八〇〇年代半ば、ヨーロッパではドイツ医学が最も進歩していた。日本には長崎の出島を介して西洋医学が入ってきたためにオランダ医学と言い、学んだ医師は蘭方医と呼ばれた。全国から若者が長崎に国内留学して熱心に学び、その一人に緒方洪庵（一八一〇〜一八六三年）もいた。一方、江戸幕府の医学は江戸城の漢方医が牛耳っており、オランダ医学は禁止されていた。

当時、大変恐ろしい病気として怖がられていた天然痘は、幼少の子供たちが多く罹患し、大変難治で亡くなる者が多かった。免疫を持たない村にひどい天然痘が進入してくると、その八割の人びとが天然痘に罹り、罹った者の三割が死亡したという。たとえ一命を取り留めたとしても顔面にあばたが残って醜くなってしまう。痘瘡、疱瘡とも呼ばれていたが、対症的な治療法しかなく患者を隔離することが最善の対策であった。

一七九六年に、エドワード・ジェンナー（Edward Jenner、一七四九〜一八二三年）が天然痘の予防のために種痘を初めて行ったことは有名である。古代から人々が悩まされ続けてきた天然痘に、西洋医学の威力を知らしめたのが牛痘法（種痘）であった。しかし、江戸では漢方医の抵抗により公然と種痘ができなかった。そこで伊東玄朴（一八〇一〜一八七一年）を中心に蘭方医八二名が幕府に公認の種痘所設立の嘆願書を提出した。抵抗し続けた幕府もついに種痘の効果に目をつぶることができなくなり許可を下し、一八五八（安政五）年お玉が池種痘所が設立され、江戸町民にようやく種痘が始まった。谷中天龍院の墓域の奥にある、背の高い角柱石が伊東玄朴の墓（都旧跡）である（写真三－一）。

江戸時代、天然痘は最も恐ろしい伝染病のひとつで、多くの人命を奪った。大坂（当時）で牛痘種痘を行う場所として除痘館が開設されたのは一八四九（嘉永二）年であるから、お玉ヶ池種痘所が開設されたのは、それより九年後であった。

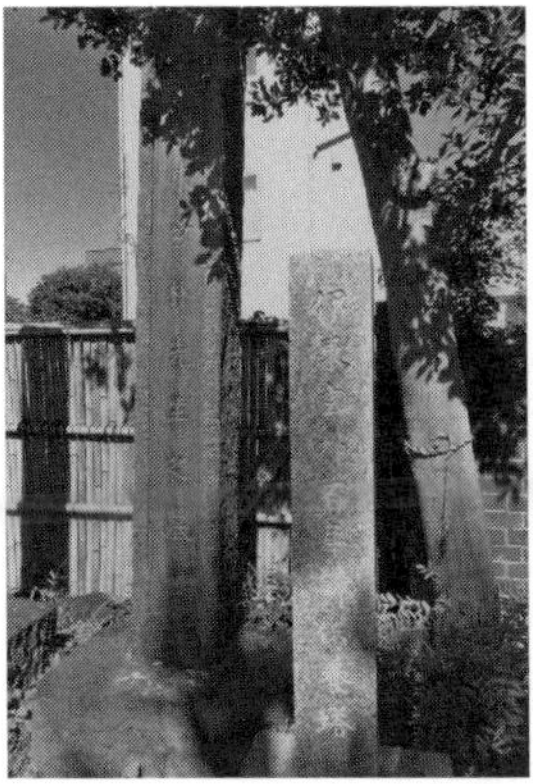
写真 3-1　伊東玄朴先生の墓（天龍院）
東京都台東区谷中４－４－33

緒方春朔（福岡県朝倉市）

緒方春朔《おがたしゅんさく》（一七四八～一八一〇年）は天然痘の予防のため、予防接種である人痘種痘法をわが国で初めて成功させ、これを全国に広めた。時に一七九〇（寛政二）年のことである。この春朔こそが、わが国における種痘の始祖であり予防接種の先覚者である。しかし、この春朔の偉業については、世の中にはあまり知られていない。

医業継承のため長崎に出て、吉雄耕牛（一七二四～一八〇〇年）のもとで蘭医学の勉学に励んでいた時に、中国から長崎に渡来した李仁山が、種痘という天然痘の予防法を行ったことを伝え聞く。また中国から入ってきた医書『醫宗金鑑《いそうきんかん》』に種痘という天然痘の予防法があることを知り、関心を持って研究を始める。

天然痘は一度罹ると二度と罹らないことが知られていた。春朔は、中国の医書『醫宗金鑑』に載っていた旱苗《かんびょう》種法という種痘の方法で、健康な人にごく軽い天然痘に罹らせておいて、その後に天然の天然痘に罹らないようにする方法を研究し、筑前秋月で天然痘の予防法、すなわち種痘を試み日本で初めて成功した。ジェンナーの牛痘種痘法成功の六年前のことである。

天然痘は恐ろしい病気であったので、人々は病気が自分に感染したら危ないと、患者から遠ざかり近づかない。天然痘が発生すると里の人々との接触を避けるため、患者は人里離れた山に追いやられ、病が治まって生き残った者から下山を許された。そのような時代に、天然痘患者から採取した膿（痘痂）を粉末にして細い銀管につめ、鼻腔に吹き入れて発痘させる旱苗法は、医者も危険と考え、恐ろしくて誰も試みようとはしなかった。またそのような医療行為を受けようとする者も、受けさせる者もいなかったであろう。この人痘種痘法は、天文学における「天動説」から「地動説」へのコペルニクス的発想の転換であり、なかなか受入れられるものではなかったと思う。

しかし、そんな中にあっても、春朔は懸命な説明と努力によって周りの人々の理解を得て、ようやく種痘を成功させ、それを次第に広めていくことができたのである。春朔をして何がそうさせたのか。それは、「医を業とする者、済世救苦を使命と考える」という、春朔の医師としての使命感以外に考えられない。加えて、自分がやらなければ誰がやるのだろうかという思いであろ

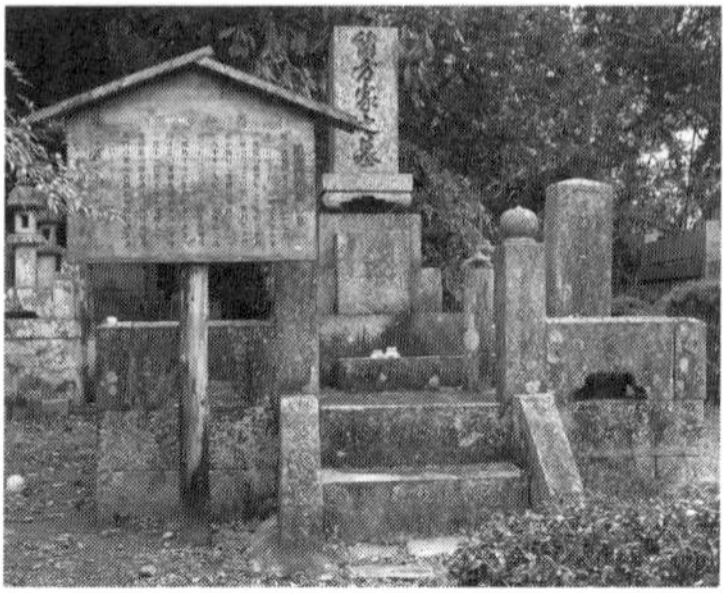

写真 3-2　緒方春朔の墓（長生寺）
福岡県朝倉市秋月町野鳥 792

うか。これらの固い信念でことを進めていったものと考える。

春朔の願う医療とはどのようなもので、どのように説明し理解を求めて、自分の願う医療を推し進めていったのかという歴史的事実を振り返ることによって、多くの教訓を得ることができる。病気になった者を治すことも大事だが、病気に罹らないようにすることがより大事であると予防医療、予防医学の重要性を力説した春朔は、「予防は治療にまさる」ということを実証した。

人痘種痘法は、一八四九（嘉永二）年にジェンナーの牛痘種痘法がわが国に入ってくるまでの約六〇年間、天然痘の予防に貢献した。ジェンナーの牛痘種痘法導入の露払い的効果があったのである。

朝倉市の朝倉医師会病院には一九九〇（平成二）年に建立された緒方春朔種痘成功二〇〇年顕彰碑がある。この石碑には彼が初めて種痘を施した際の様子がレリーフとして刻まれている。春朔の墓所は朝倉市秋月の長生寺にある（写真三－二）。

青木芳斎（東京都町田市）

日本の医学、医療の発達が語られる時、ともすれば技術の発達進歩が注目され、それを使う医師たち先人の歴史が紹介される機会は少ない。

江戸時代、医業を職とすることは大変な困難が伴うものであったらしい。医師は武家や藩医、奥医師などの特定の役職に就かないと生計の維持は難しかった。そのような時代に青木得庵（一八一四〜一八六六年）は私財を投じて、現在の町田市相原で、種痘術を唱え牛痘接種を始めた。息子の玄朴は早世したが、多摩の

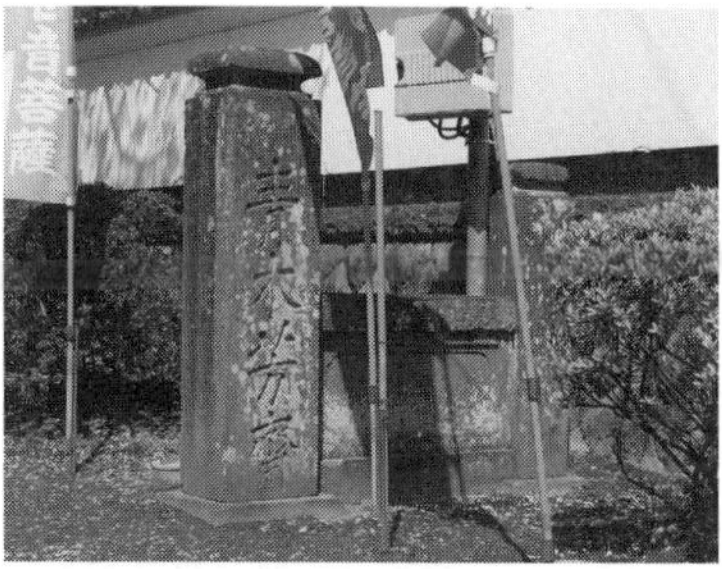

写真 3-3　瑞石山清水寺門柱に青木芳斎の名を見る
東京都町田市相原町 701

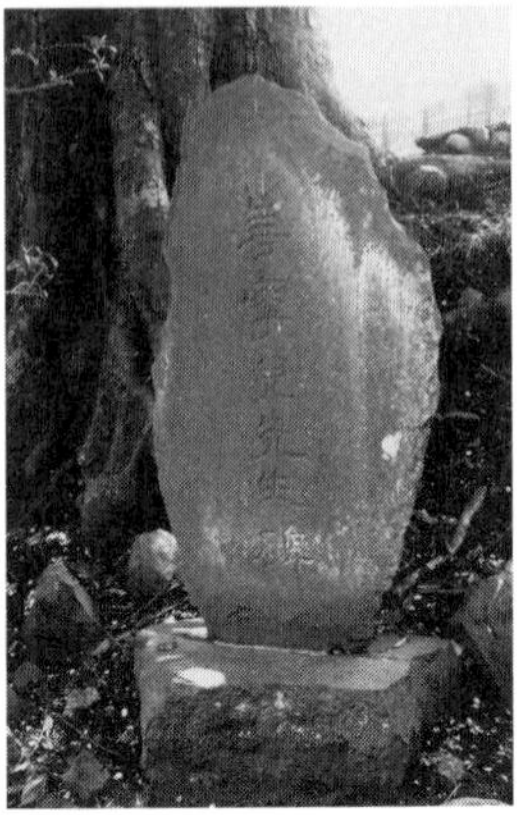

写真 3-4　善寧児先生碑
（瑞石山清水寺）

新井村（日野市）に生まれた湯浅芳斎（一八三二～一九〇五年）を養子に迎えた。芳斎が緒方洪庵の適塾に入門したのは一八五三（嘉永六）年のことで、適塾名簿では旧姓の湯浅方斎で記録されている。一八五八（安政五）年青木得庵の娘ヤスと結婚して青木家を継いだ。養父得庵とともに、幕末から明治にかけて牛痘種痘の普及に尽くした。青木家住宅の裏山に青木家の墓地があるが、墓地入口に巨大な青木芳斎の顕彰碑が建立されている。

また、青木家菩提寺の瑞石山清水寺《せいすいじ》（臨済宗妙心寺派）には、青木芳斎の名が刻まれた門柱がある（写真三―三）。

青木芳斎の義父得庵の妻喜代が、一八九二（明治二五）年、清水寺本堂横に建立した善寧児《ジェンナー》先生碑がある。その裏面には「青木得庵種痘普及為紀念」とあり、もしこの碑がここに建てられなかったならば、得庵の業績も忘れられていたかもしれない。一八九二（明治二五）年に建立された、日本最古のジェンナー碑である（写真三―四）。

緒方洪庵（大阪府大阪市／東京都文京区）

人類の歴史のなかで猛威を振るい続けた天然痘は、非常に感染力の強い病気で、発症すると約四割が死亡し、人類の歴史にもっとも大きな影響力を持った感染症である。天然痘は疱瘡《ほうそう》とも呼ばれ、死に至らなくても顔、身体に痘跡《あばた》を残すために恐れられていた伝染病であった。戦国時代の武将、伊達政宗（一五六七～一六三六年）は五歳の時に天然痘を患い右目を失明し、独眼竜となった。

わが国に痘苗《とうびょう》がもたらされ、大阪では緒方洪庵（一八一〇～一八六三年）が中心になり牛痘種痘を行う場所として、

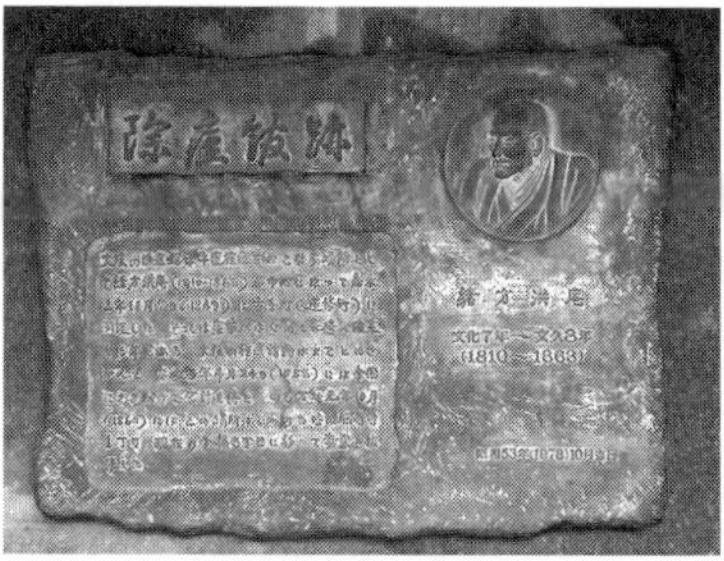

写真 3-5　除痘館跡の碑（緒方ビル）
大阪府大阪市中央区今橋３－２－17

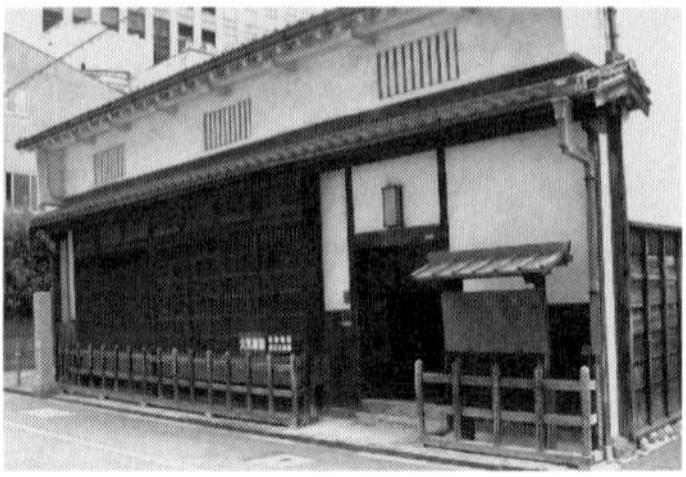

写真 3-6　史跡・適塾
大阪府大阪市中央区北浜３－３－８

一八四九（嘉永二）年に除痘館が古手町に開設された。一八六〇（万延元）年に現在の財団法人洪庵記念会緒方ビルの地に移転した。緒方洪庵のレリーフとともに、除痘館についての説明が記された「除痘館跡」の銘板がビルの壁に埋め込まれている。この除痘館を起点として、西日本各地に分苗所を設置して天然痘の蔓延を防いだことは、天然痘の根絶の日本での先鞭を着けた仕事であった（写真三－五）。

また緒方洪庵は一八三八（天保九）年に適塾を開いた。そこは全国から駆けつけた熟生の談論風発の気風にあふれ、幕末期に活躍した多くの人材を輩出している。明治維新の激動の中、日本の運命に大きく貢献した橋本佐内（一八三四～一八五九年）や大村益次郎（一八二四～一八六九年）らの他に、慶応義塾を創立し、教育と著作活動を通じて明治の日本人の意識の近代化に多大の貢献をした福沢諭吉（一八三五～一九〇一年）がいた。内務省の初代衛生局長として日本に衛生行政を確立していった長与専斎（一八三八～一九〇二年）、わが国で初めて赤十字博愛精神を実践した佐野常民（一八二二～一九〇二年）も適塾の出身であった。

緒方洪庵は優れた蘭学者、医学者であったばかりでなく、同時に優れた教育者でもあった。『扶氏経験遺訓』三〇巻はベルリン大学教授フーフェランドの内科書を翻訳したもので、日本内科学の発展に大きな影響を与えた。この巻末の「医戒の大要」を洪庵は一二カ条の格調の高い文章に抄訳して「扶氏医戒之略」とした。第一条には「人の為に生活して己の為に生活せざるを医業の本体とす」とあり適塾の指導要項とされ、現在にも通じる医の倫理書と言われている。

建物は奥行きの長い古い町屋の形式を残しているため、喧騒のオフィス街にあっても座敷に座れば静寂が得られ、見学者は適塾時代の空間に浸ることができる（写真三－六）。

一八六二（文久二）年に江戸に出て、幕府奥医師兼西洋医学所頭取に就任したが、翌一八六三（文久三）年六月十日に病没した。墓は東京都文京区の高林寺にあり、「侍医兼督学法眼緒方洪庵之墓」と刻まれた大きな自然石がある（写真三－七）。

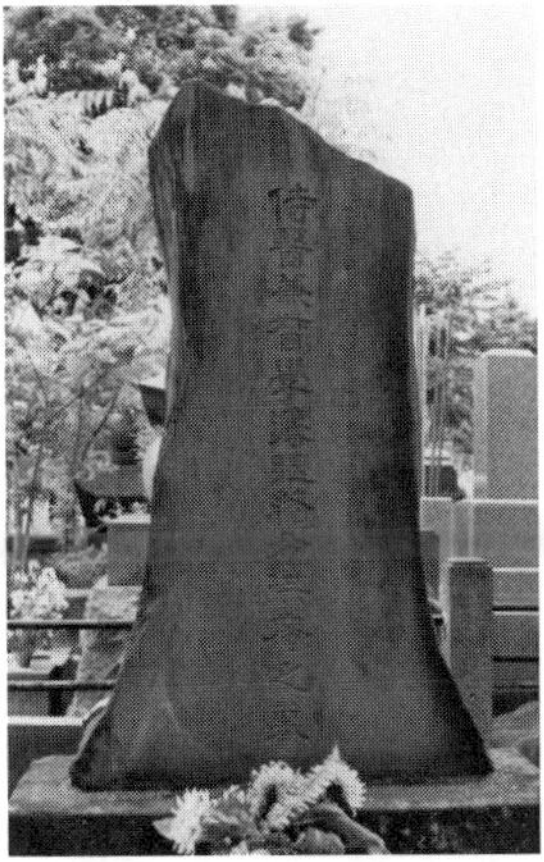

写真 3-7　緒方洪庵の墓（高林寺）
東京都文京区向丘２－37－５

鍋島直正（佐賀県佐賀市）

幕末の第一〇代佐賀藩主閑叟《かんそう》こと鍋島直正（一八一四〜一八七一年）は、質素倹約を旨とした藩財政の緊縮策を推進し、佐賀藩の財政改革や教育改革を行った。一八三四年に、医療を施す病院であると同時に、医師を養成する専門教育機関でもあった「医学館」を開設した。一八五八年に、医学館は好生館と名を変えるが、これが現在の佐賀県医療センター好生館の前身である。

鍋島直正は、佐賀藩医の楢林宗建（一八〇二〜一八五二年）に牛痘を入手するように命じ、宗建は苦心の末一八四九（嘉永二）年オランダ人の医師オットー・モーニッケ（Otto G.J.Mohnicke、一八一四〜一八八七年）から痘苗を入手した。これが、牛痘接種による日本最初の成功例となる。

佐賀県医療センター好生館の中庭にある「閑叟公と種痘の像」で、左側に立っているのが、鍋島直正公で、その息子の淳一郎に種痘を行っているのが侍医の大石良英（生没年不詳）である。閑叟は直正の号であり、淳一郎はのちの第一一代藩主鍋島直大《なおひろ》（一八四六～一九二一年）である（写真三－八）。

銘板には、「……佐賀の日本近代医学史における貢献をここに記念するものでありますが、歴史の単なる回顧に留まらずに、時代の流れの節目のときに当り二一世紀の医学医療のあり方に新たな抱負と展望を沈思黙考するものであります」と記されている。

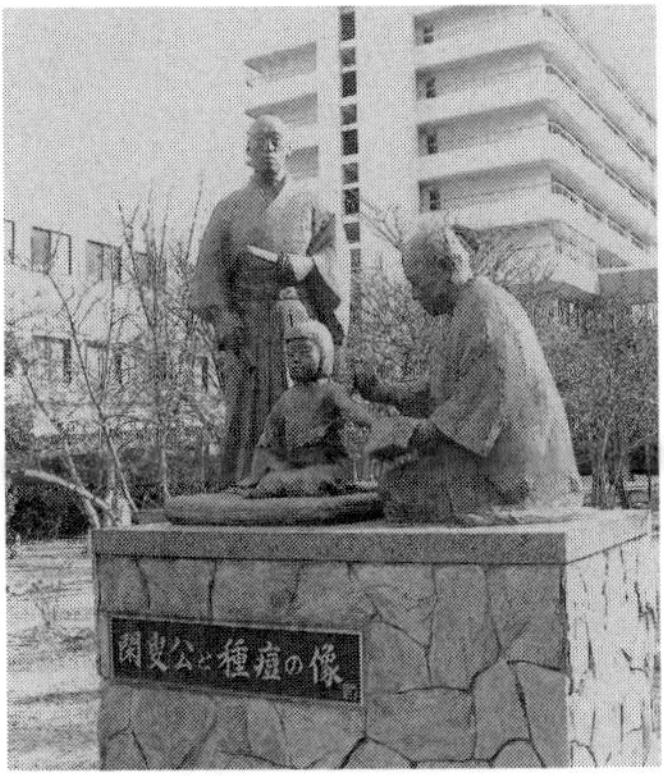

写真 3-8　閑叟公と種痘の像
（佐賀県医療センター好生館）
佐賀県佐賀市嘉瀬町大字中原 400

日野鼎哉と笠原白翁（福井県福井市）

笠原白翁（本名：良策、一八〇九～一八八〇年）は、天然痘を予防できる種痘を知り、福井越前藩の名君の誉れ高い松平春嶽（一八二八～一八九〇年）に、鎖国下の日本にあって痘苗の輸入を嘆願した。その嘆願書の大意は、「飢餓、戦争と疫病は国家の三大難事であり、中でも疫病は最も国力を弱めるものである」とあり、人命ばかりでなく、国家的な損失と白翁は訴えた。白翁は号で、牛痘のラテン語ハクシーネの漢訳『白神痘』からとったという。

一八四九（嘉永二）年に、長崎に痘苗を入手しに行く途中で訪れた京都の日野鼎哉《ていさい》（一七九七～一八五〇年）宅で病苗を入手し、種痘に成功し、まず京都での普及を果たした。

白翁は、同年一一月一九日（陰暦）に種痘を施した幼児を伴い福井に向かった。当時の種痘は、人から人へ種継ぎをしていく以外に確実な方法はなかったが、太陽暦では一月上旬に当たるこの時期、国境の栃ノ木峠は深雪で覆われ、幼児を連れての峠越えはまさに決死行であった。

当初、自宅近くの「浜町」で種痘が実施され、その後一八五一（嘉永四）年には公立の種痘所「除痘館」が城下に開設され、その後は急速な普及をみた。白翁がもたらした種痘はその後、鯖江藩、大野藩、そして加賀藩金沢、富山、敦賀、勝山、丸岡、金津、三国などへも福井から分苗され、多くの人命を救った。福井県福井市大安禅寺墓地に笠原白翁の墓がある（写真三－九）。

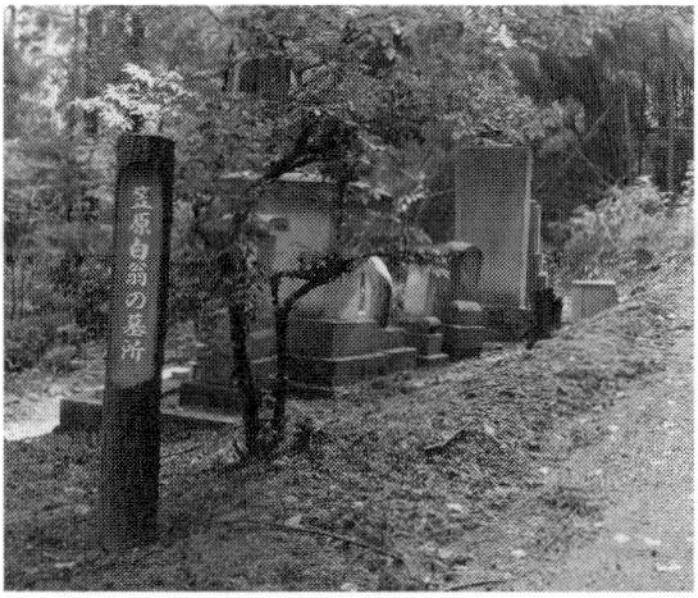

写真 3-9　笠原白翁の墓所（大安禅寺）
福井県福井市田ノ谷町 21 － 4

桑田立斎（東京都江東区／台東区）

現代では、病気は病原菌等によって引き起こされると知られているが、かつて病気の流行は、人がもたらしたけがれに対する神の怒りの現れであり、死霊、悪霊の仕業と考えられていた。

赤い色は魔除けと共に天然痘除けとしても使われ、今にも残る子供玩具の多くが赤いのには（例えば赤べこ：赤い牛の玩具）、天然痘除けの意がある。種痘のない時代に、天然痘から逃れる術はない。ひたすら神仏の加護を祈るのみであった。

ジェンナーが発明した種痘法による天然痘の予防は一七九六年に完成し、論文は一七九八年に出されている。オットー・モーニッケによって公式にわが国に病苗がもたらされたのは一八四九（嘉永二）年のことである。その後、楢林宗建（一八〇二～一八五二年）、日野鼎哉《ていさい》（一七九七～一八五〇年）、笠原良策（一八〇九～一八八〇年）、桑田立斎（一八一一～一八六八年）、緒方洪

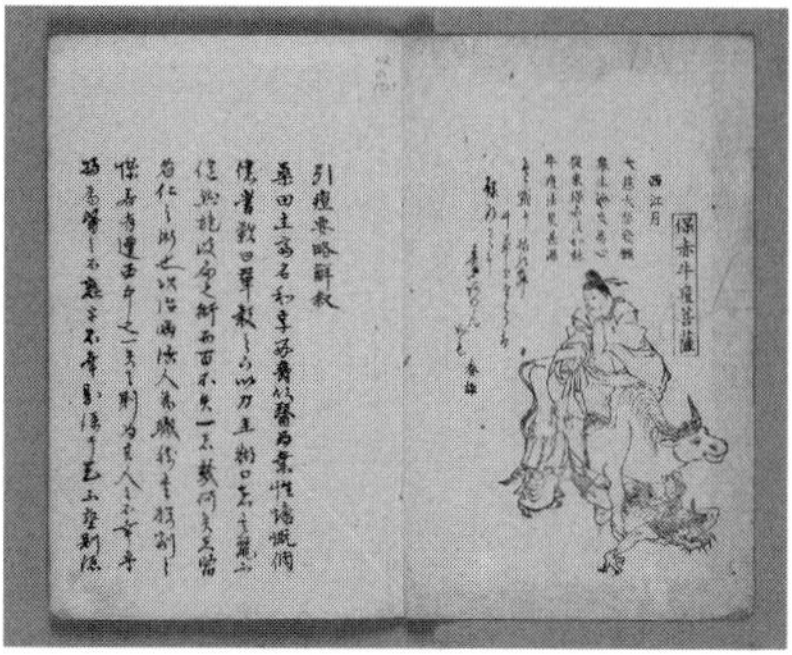

写真 3-10　牛痘發蒙
（東京大学医学図書館デジタル史料室）

庵（一八一〇～一八六三年）などの蘭方医が血の滲むような苦労をして、この普及に貢献している。

桑田立斎は江戸深川の満年橋の畔で小児科医院を開業していたが、牛痘法の意義をいち早く認めて六万人に種痘接種を行った。一八五七（安政四）年には、蝦夷地開発政策の一環としてアイヌに牛痘接種する幕命により、函館から国後島まで六四〇〇名余りのアイヌ人に種痘を実施した。

牛痘接種をすれば牛になるという誤解を正し、種痘の効果について解説したのが「牛痘發蒙《はつもう》」である。扉絵の挿画は、牛に乗った「保赤牛痘菩薩」が、疱瘡の悪魔を踏みしめ、幼児に救いの手を差し伸べる様子を描いている（写真三－一〇）。

東京都江東区清澄に、桑田立斎先生顕彰会がジェンナー種痘発明二〇〇年を記念して平成一〇年に建立した「桑田立斎先生種痘所之跡」碑が雑踏の中に埋もれるように建っている（写真三－一一）。また東京都台東区橋場の保元寺には、桑田立斎の供養墓がある（写真三－一二）。

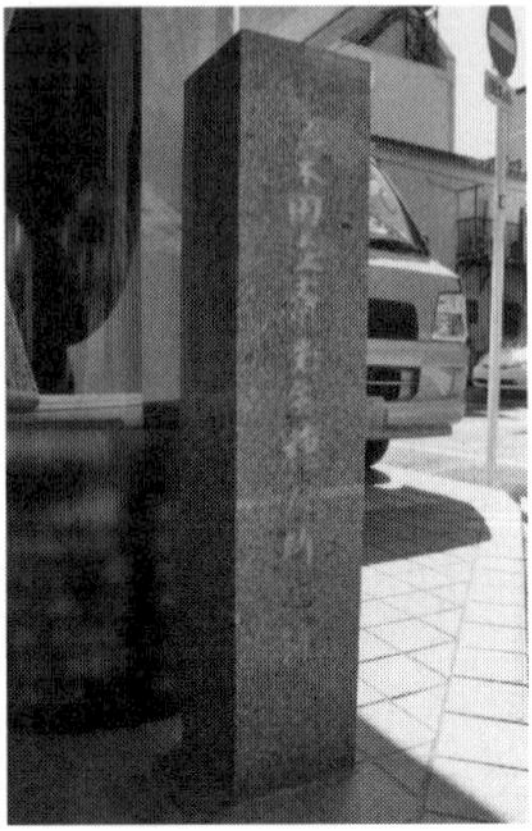

写真 3-11 「桑田立斎先生種痘所之跡」碑
東京都江東区清澄 2 − 12 − 3

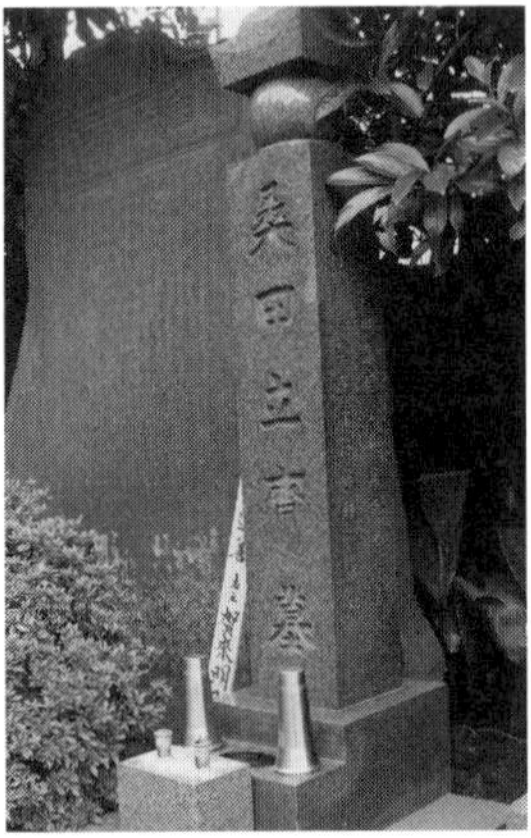

写真 3-12 桑田立斎供養墓（保元寺）
東京都台東区橋場 1 − 4 − 7

米原恭庵（島根県益田市）

平安初期の歴史書『続日本紀《しょくにほんぎ》』には、七三五（天平七）年に「天下、豌豆瘡《わんずそう》を患い、夭死者多し」と記載されている。病後に残るあばたがえんどう豆のようなことから名がつけられたのであろう。平安時代には、裾の長い衣服・裳のように裾拡がりに感染者が増えることから、「もがさ」と読み仮名をつけた本もある。江戸時代からは「痘瘡」とも呼ばれたが、膿疱が治った跡があばたとして残り、多くの人があばたで容姿が変わってしまい苦しんだ。川柳にも「疱瘡後鏡かくすも親心」と詠まれたように、天然痘の恐ろしさを示している。

イギリスのジェンナーは、一七九六年に牛痘による天然痘予防法に成功した。それから五〇年後の江戸時代末期、緒方洪庵が大坂で除痘館を開設したのは一八四九（嘉永二）年のことである。洪庵の接種と同じ年の九月、米原恭庵（一八二八～一九一〇年）は、石見国高角村（現島根県益田市）で種痘を接種した。〝石見のジェンナー〟とでも言うべき人物である。

益田市染羽《そめは》天石勝《あめのいわかつ》神社境内に、黒みかげ自然石の〝米原恭庵頌徳碑《しょうとくひ》〟がある。遺徳を偲ぶ青銅版の碑文には、「当時高角港は津和野藩港として殷賑を極めたが　反面悪疫病の流行も亦猛威を振い　特に天然痘の災禍は地方住民を苦しめた　恭庵は惨状を見るに忍びず　私財を投じ決然として全国に先駆け牛痘接種を断行しその防疫に献身した」と記されている。

山陰の片田舎とでも言うべき地で新しい治療法を行うことは簡単なことではなかったはずである。右側後方の碑は、恭庵自らの業績を刻み建立したと言われる種痘記念碑である。遠隔の石見国へその新奇の法を取り入れるには、恭庵の学問に対する先取性と、それを実行する自信と勇気が必要であったと思われる。種痘刀を模した石碑は恭庵の心意気を顕揚している（写真三－一三）。

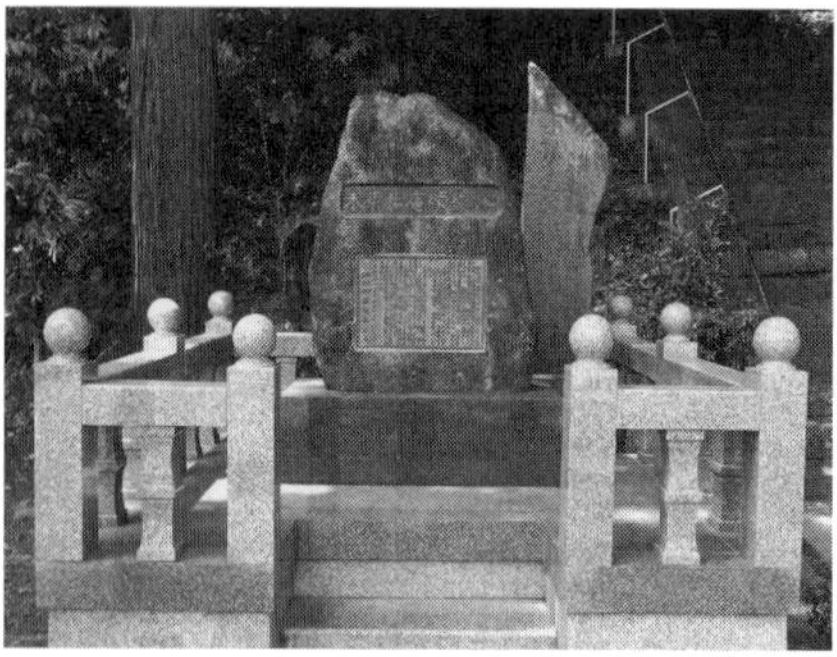

写真 3-13　米原恭庵頌徳碑（染羽天石勝神社）
島根県益田市染羽町１－60

五郎治と久蔵（北海道松前町／広島県呉市）

五郎治（一七六八〜一八四八年）は魚場の取り締まりの番人であったが、日本の医学、医療史に名を刻むことになった。一八〇七（文化四）年蝦夷地エトロフ島の幕府会所の番人小頭の時、エトロフ島に侵入したロシア船に捕えられ、オホーツクに拉致された。

ロシア抑留中、ロシア語が少し読めるようになった五郎治は、偶然から牛痘種痘法の本を入手し、ヤクーツク、オホーツクで医師から種痘術を学んだ。五郎治の名が日本の医学史、医療史の中に永久に残ることになった経緯が、吉村昭の小説『北天の星』（講談社文庫、二〇〇〇年）では、運命のいたずらとして記されている。

五年四か月という長いシベリア抑留の後、一八一二（文化九）年に日本に帰国し、松前藩預かりとなった。五郎治は幕府の取り調べに際し、シベリア滞在中の克明な記録として『御申上荒増

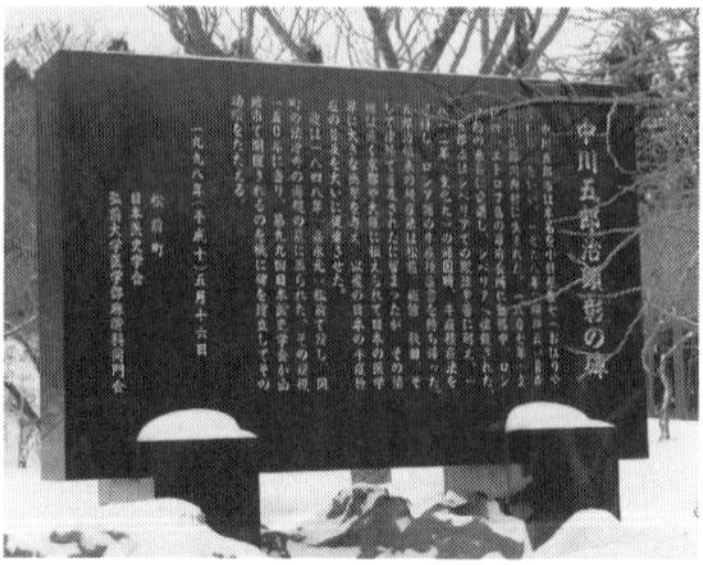

写真 3-14　中川五郎治顕彰の碑
（松前公園内）
北海道松前郡松前町松城

控』『異郷雑話』を残している。種痘用の痘苗をどう入手したかは謎とされているが、五郎治が最初の種痘を行ったのは、一八二四（文政七）年であるという。鍋島直正で紹介した一八四九（嘉永二）年に先立つこと二五年前である。

五郎治は一八四八（弘化五）年九月二七日に没した。一説には川で溺れたと言うが確証はない。その没後一五〇年に当たり第九九回日本医史学会が函館市で開催されたのを機に、その功績を讃える顕彰碑が建立された（写真三－一四）。

歴史の中には光の部分と影の部分がある。同じ時期にシベリアに拉致され、同じようにオホーツクで医師から種痘術を学び痘苗を持ち帰った久蔵（一七八七～一八五三年）は、影の代表と言える人物である。

一八一〇（文化七）年一一月に江戸に向けて大坂（当時）を出帆した観亀丸は、紀州沖で暴風に遭遇し、帆柱が折れ漂流した。七五日後の一八一一（文化八）年二月八日にカムチャッカに漂着し、翌一八一二（文化九）年、ロシア側は久蔵らを日本に送還するためにオホーツクに移送した。偶然といえば偶然であるが、ここで久蔵らは日本に送還される五郎治と会い、この出会いが久蔵の名を歴史に残すことになった。

一八一三（文化一〇）年七月、久蔵は箱館（函館）に送還され、江戸幕府の取調べを終えて故郷の川尻に帰ったのは一八一四（文化一一）年五月のことである。広島藩公に召された取調べの中で、牛痘種痘のタネを入れた「ビイドロ五枚」とハリ三本の使途を説明したが、その場に並みいる人々に一笑に付された。当時としては無理もないことであろう。

一八五三（文久元）年六月、久蔵は七三歳で没し家は絶えた。吉村昭の小説『花渡る海』（中公文庫、一九八八）では、わが国に西洋式種痘法をもたらしながら、ついに発痘の花を咲かせることなく散った久蔵の波瀾万丈の生涯を歴史の影から掘り起こしている（写真三－一五）。

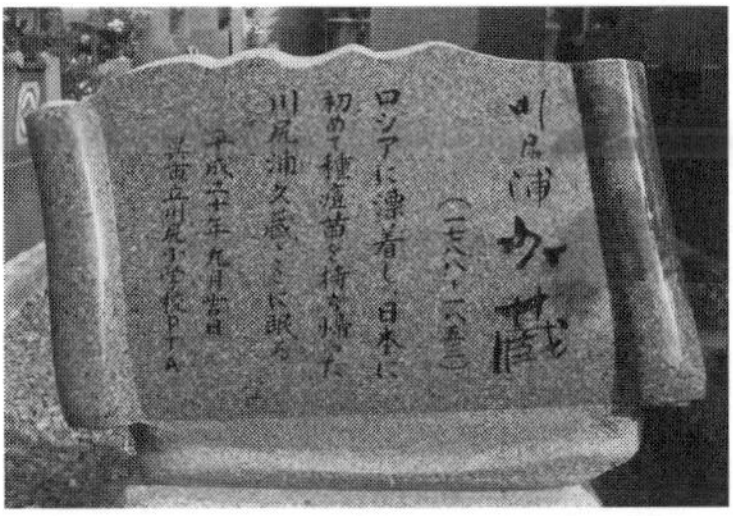

写真 3-15　久蔵の顕彰碑（光明寺）
広島県呉市川尻町東３－３－17

ベッテルハイムと仲地紀仁（沖縄県那覇市）

ベッテルハイム（Bernard Jean Bettelheim、一八一一～一八七〇年）は、ロンドンから沖縄（当時は琉球王国）に派遣されたキリスト教宣教師である。一八四六（弘化三）年に琉球王国に到着した当時、日本は鎖国時代であり、ことにキリスト教を排斥していた。琉球政府は当惑して上陸を拒否したが、彼の熱心な交渉によりやむなく上陸を許可し、那覇の北西部、海岸近くにある護国寺の離れを住居として提供した。

しかし、見張りが絶えず彼の行動を監視し、外出の時は尾行をつけ、住民との接触を妨害した。医師でもあったベッテルハイムは、このような苦境の中でも民衆にはいたって親切で、診療を施したり医学を伝授したり誠意をもって接していた。

仲地紀仁《きじん》（一七八九～一八五九年）は泊村の医師の家系に生まれ、家伝の医学を習得し、医療を天職として志していた。一八一五（文化一二）年二六歳の時、中国に渡り内科と眼科を学び、帰国の時、遭難で漂着した薩摩でさらに外科を学び一八一九（文政二）年に帰国した。那覇に帰った仲地は、泊と那覇で発生した天然痘の治療に、中国で体得した人痘治療を用い医療奉仕を行った。この中国式人痘法とは、天然痘に罹った患者の痘痂を粉末にして竹筒に入れて、鼻孔に吹き込むという極めて危険な方法である。ジェンナーが牛痘種痘に成功したのが、一七九六（寛政八）年であるから、それ以前は、このような危険な治療法が行われていたのも仕方なかったのである。

日本が厳しい鎖国をしいていた時代にあって、琉球は自由な交易を営み、海外の文化も輸入していた。一八三七（天保八）年、アメリカの商船モリソン号が那覇に来航し、三日間滞在して浦賀に向かった。日本人漂流者七名を送還するためでもあった。モリソン号には、アメリカ人の医師ピーター・パーカー（一八〇四～一八八八年）が乗船していたが、彼は種痘に関する本と医療器具を携えており、当時四〇歳代半ばの仲地紀仁が、パーカーから牛痘の話を聞いたであろうことは想像するに難くない。

時代は下り一八四六（弘化三）年、琉球に来たキリスト教宣教師にして医師であるベッテルハイムから牛痘の伝授を受けたのである。種痘の方法を教わっただけで、すぐに実践に移されたわ

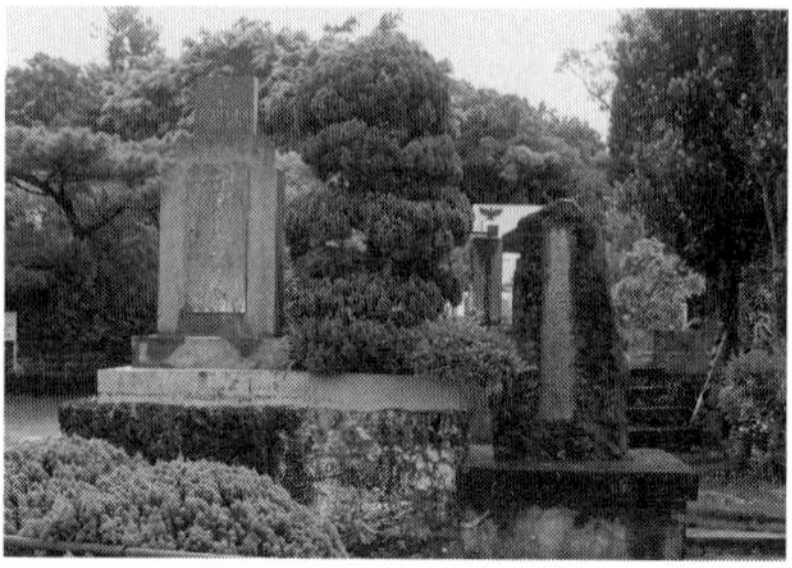

写真 3-16　ベッテルハイム居住の地記念碑と仲地紀仁の碑（那覇市護国寺）
沖縄県那覇市若狭 1 − 25 − 11

けではない。天然痘のワクチンをつくるためには、天然痘に罹っている牛を探しだし、その乳房にできた膿疱からうみを採取しなければならない。

一八四八（弘化五）年、国王尚泰の即位にあたって、仲地は医療界における永年の功により国頭間切宇久の地頭職を拝命、同地を名島として下賜された。ある日その地を訪問した際、待望の牛痘のある牝牛を発見、さっそく那覇から三〇里もあるこの地に、適格と思われる下男の小児を籠で運びうみを接種し、見事に成功した。この小児より泊、那覇、久米の小児らに移植し広げた。これはモーニッケが長崎で成功した一八四九年より一年早い。のち一八五一年には王女四人に対して種痘は施され、一八六八年には布令をもって従来の吹薬法を全廃して牛痘接種法が採用されるにいたった。

琉球でベッテルハイムはキリスト教の布教活動は忌避されたが、医療活動の評価は高かったと言われる。仲地紀仁はそのベッテルハイムから日本で初めて「牛痘種痘法」を学び実施したことになる。以来琉球における牛痘種痘の恩人として、人々の尊敬を集めることになり、護国寺境内にベッテルハイム記念碑と仲地紀仁顕彰碑が並んで建立されている（写真三－一六、写真三－一七）。

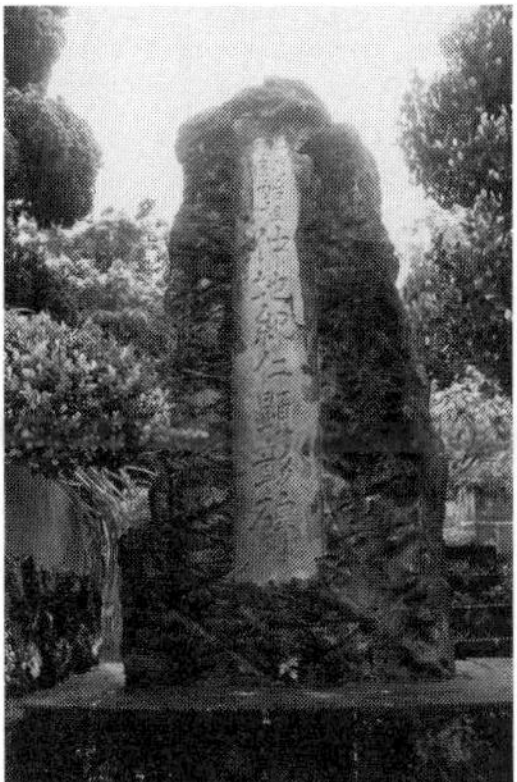

写真 3-17　仲地紀仁顕彰碑
（那覇市護国寺）

●参考資料

(1) 古西義麿『緒方洪庵と大坂の除痘館』、東方出版、二〇〇二。
(2) 〝適塾〟、大阪大学、https://www.osaka-u.ac.jp/ja/guide/about/tekijuku/
(3) 福岡 博『佐賀の幕末維新 八賢伝』、出門堂、二〇〇五。
(4) 諸澄邦彦「緒方洪庵と適塾」『Isotope News』、二〇一〇、六七二号、一八頁。
(5) 吉村 昭『雪の花』(新潮文庫)、新潮社、一九八八。
(6) 石村澄江『疱瘡長屋の名医 種痘に賭けた長沢理玄の生涯』、あさを社、二〇〇二。
(7) 吉村 昭『北天の星』(講談社文庫)、講談社、二〇〇〇。
(8) 吉村 昭『花渡る海』(中公文庫)、中央公論新社、一九八八。
(9) アン・ジャネッタ『種痘伝来――日本の〈開国〉と知の国際ネットワーク』、岩波書店、二〇一三。
(10) 中西 啓『新版 ニッポン医家列伝 日本近代医学のあけぼの』、P&C、一九九二。
(11) 松木明知『横切った流星―先駆的医師たちの軌跡』、メディサイエンス社、一九九〇。

2. ペスト

ペストは、人体にペスト菌（Yersinia pestis）が入ることにより発症する病気で、日本では感染症法により一類感染症に指定されている。かつては高い致死性を持っていたことや罹患すると皮膚が黒くなる事から「黒死病」と呼ばれた。一四世紀のヨーロッパではペストの大流行により、全人口の三割が命を落としたともいわれている。

一四世紀の大流行は、当時、モンゴル帝国の支配下でユーラシア大陸の東西を結ぶ交易が盛んになったことが、この大流行の背景にあると考えられ、ヨーロッパに運ばれた毛皮についていたノミが媒介したといわれている。一三四八年にはアルプス以北のヨーロッパにも伝わり、一四世紀末まで三回の大流行と多くの小流行を繰り返し猛威を振るった。

一三四八年、スペインのセビリアでは、異教徒として収監されていた多くのイスラム教徒は、その頃この地で大流行していたペストから逃れることができた。この現象について、イスラムの医学者であるイブン・ハーティーマは、「監獄」に隔離されていたことが「ペストからの回避」という奇跡を起こしたと考えた。この隔離という着想は、しだいに「検疫制度」へと発展し、一三八八年にフランスのマルセイユで検疫所が造られた。ペストの流行地から入港した船の乗組員は、マルセイユから少し離れた島に三〇日間拘留されて、その期間にペストが発病しなければ上陸の許可された。ベネチアでは一四〇三年にこの検疫制度が導入されており、ここでは拘留期間が四〇日であった。この水際作戦の確立によって、ペストは徐々にヨーロッパから姿を消した。

ペストは現代において撲滅されたのかというと、そうではなく、先進国では抗生物質の開発やノミやネズミの駆除などで発生は抑えられているが、インドでは一九九四年九月に流行した。インド西部の町スラートで肺ペストが発生して、病院襲撃や殺人、強奪が相次ぎ、混乱に陥った人々は町からの脱出を図った。しかしこの人々の大移動によってペストはインド全土に広まってしまい、中世で確立された隔離や検疫制度から学んだ教訓は生かされなかった。その結果わずか数週間で五〇〇〇人を超えるペスト患者が発生して、五三人の死亡が報告されている。

鼠塚（東京都渋谷区）

一三四七年シチリアから流行したペストは、罹患すると皮膚が黒くなることから「黒死病（black death）」と呼ばれ、当時は汚れた空気が原因とする説と、伝染性の病原物質に接触することが原因であるとする説の二つの学説が争われていたが、どちらも科学的に証明されず感染症対策に結びつくことがなかった。

一八九四（明治二七）年、香港でペストが流行した際、北里柴三郎らが調査のため政府から派遣された。日本の北里とフランスのアレクサンドル・イェルサン（Alexandre Yersin、一八六三〜一九四三年）が別々に発見したが、第一発見者の栄誉は雑菌を分離して発表したイェルサンのものになった。

ペストは元々ネズミなどの齧歯類に流行する病気で、特にクマネズミの間で流行する。菌を保

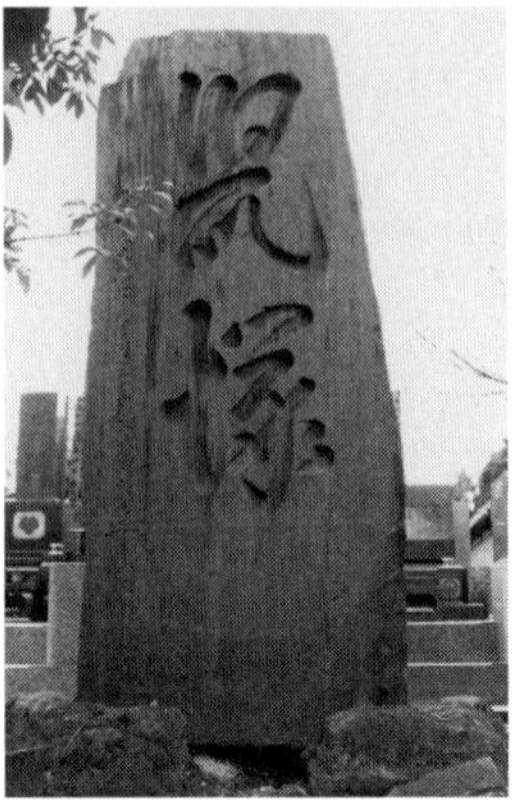

写真 3-18　鼠塚（祥雲寺）
東京都渋谷区広尾５－１－21

有するネズミの血を吸ったノミが人を刺すことによってその刺し口から菌が侵入したり、感染者からの血痰などに含まれる菌を吸い込んだりすることで感染する。

一八九九（明治三二）年のペスト流行に際し、ペストが神戸、大阪、岐阜を経てやがて東京へ侵入することを危惧した松田東京市長（当時）は、一つの奇策を同年一二月二七日の東京参事会に提案した。ペストの媒介者である鼠を駆除することによって、ペストの予防、撲滅をはかろうとしたのである。そこで、一万円を支出して二〇万匹の鼠を買い殺すことにした。近辺の交番に鼠を持参して現金引き換え切符を受け取り、それを区役所で換金するという買い上げの手段が採られた。

そこで、大人も子供も長い尻尾の端をつまんで鼠をぶら下げ、交番の前に立ち並んだ、その憤懣を『吾輩は猫である』の中で、〝車屋の黒〟がぶちまけている。

「いってえ人間ほどふてえやつは世の中にいねえぜ。ひとのとった鼠をみんな取り上げやがって交番へ持って行きゃあがる。交番じゃだれが捕ったかわからねえからそのたんびに五銭ずつくれるじゃねえか。うちの亭主なんかおれのおかげでもう一円五十銭くらいもうけていやがるくせに、ろくなものを食わせた事もありゃしねえ。おい人間てものあ体のいい泥棒だぜ」

こうして集められた鼠は桐ヶ谷その他の火葬場で焼き捨てられ、防疫処置として殺された鼠の慰霊碑〝鼠塚〟が、一九〇二（明治三五）年、祥雲寺（渋谷区広尾）境内に建立された（写真三－一八）。

この墓地には、関ヶ原の戦いで武功を挙げた黒田長政のほか、宝生流家元代々の墓や常磐津開祖の墓などがある。墓地を入ってすぐ右手に高さ三メートルほどの石碑がそそりたっている。碑の裏面には「数知れぬねずみもさぞやうかぶらん、この石塚の重きめぐみに」の歌が刻まれている。

表書きの下に描かれた三匹の線画は愛嬌のある鼠である（写真三－一九）。この鼠たちのおかげか、一九二六（大正一五）年以降、日本でペストは発生していない。

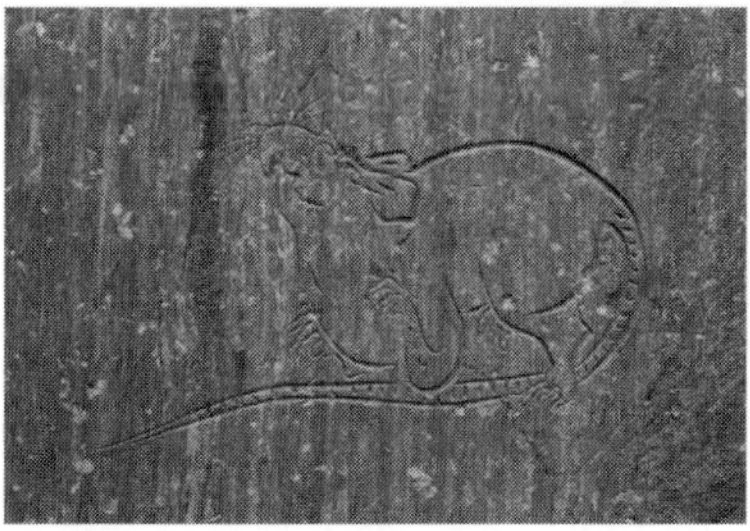

写真 3-19　鼠の線画

野口英世（神奈川県横浜市／福島県猪苗代町）

野口英世（一八七六〜一九二八年）の名を知らない日本人はきわめて稀であろう。貧困にもめげずに医学を志して上京し、借金魔、放蕩と罵られながらも学問への情熱に燃えアメリカに渡る医聖の人、あるいは単身海外で超人的な研究と活躍をし、世界的な名声から一転、アフリカで悲劇的な死を迎えた孤独の人……。

一八九九（明治三二）年、伝染病研究所の助手であった二二歳の野口英世は、北里柴三郎の推挙によって横浜検疫所長浜措置場に検疫医官補として赴任し五カ月間勤

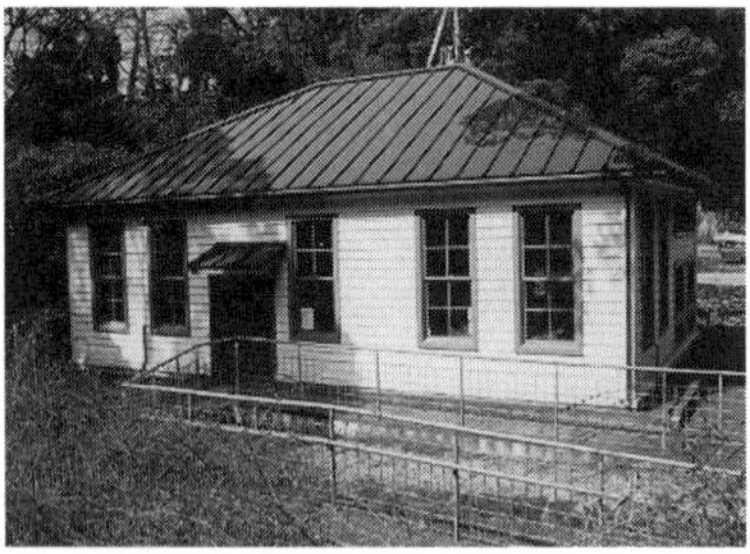

写真 3-20　旧細菌検査室
（長浜野口記念公園内）
神奈川県横浜市金沢区長浜 114 − 4

務した。海に面した広大な敷地内には、細菌検査室、隔離病棟などのほか、火葬場まで数多くの建物が点在していたという。同年六月、横浜港に入港した〝亜米利加丸〟の船倉で苦しんでいた中国人の船員からペスト菌を検出し、国内流行を水際で防いだ経緯は、渡辺淳一の『遠き落日』（角川書店）に詳しく記されている。野口英世の名を有名にした〝細菌検査室〟が長浜野口記念公園内に保存されている（写真三－二〇）。そこから一〇〇メートルほどの場所にある横浜検疫所長浜庁舎入り口脇に、野口英世を称える記念碑がある。碑は高さ二・五メートルほどの合成樹脂製で、途中が捩じれているのは、らせん形のスピロヘータ、すなわち野口英世の研究対象であった微生物を表現している（写真三－二一）。

　福島県猪苗代町にある野口英世記念館では、顕微鏡などの遺品、書簡や写真で世界的な細菌学者の生涯を伝えている。記念館中庭にある、かやぶき屋根の生家（写真三－二二）の土間に立

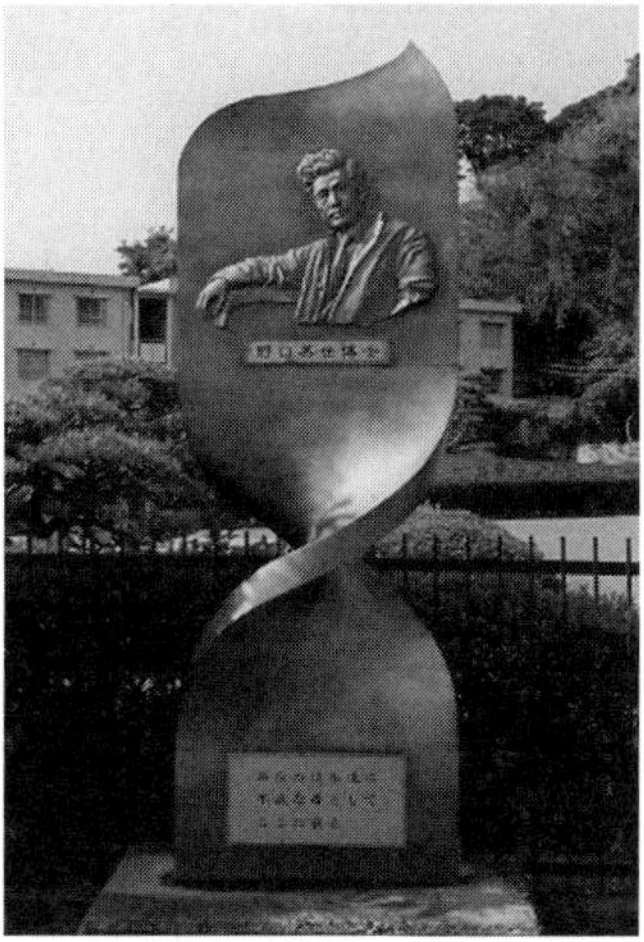

写真 3-21　野口英世博士記念碑
（横浜検疫所長浜庁舎入口脇）
神奈川県横浜市金沢区長浜 107 － 8

つと、鍋がかかった囲炉裏が見える。貧しい農家に生まれた野口は、赤ん坊の頃に囲炉裏に落ちて大火傷を負う。不自由になった左手を「てんぼう」とからかわれ、手術を受けて手が開いた感激で医学を志す。そして生家の柱に刻まれた〝志を得ざれば再び此地を踏まず〟の言葉は、立志伝の重要な挿話でもある。黄熱病にかかってアフリカで死んだ野口の遺体はニューヨークで埋葬されたが、生家の前の記念碑の下に、遺髪が納められている。

二〇二二年七月にオープンした「野口英世記念感染症ミュージアム」（福島県猪苗代町）では、ペストや新型コロナウイルスなどの感染症に関する資料を常設展示している。展示は二部構成で、第一部では細菌学を発展させたルイ・パスツール（Louis Pasteur、一八二二〜一八九五年）やロベルト・コッホ（一八四三〜一

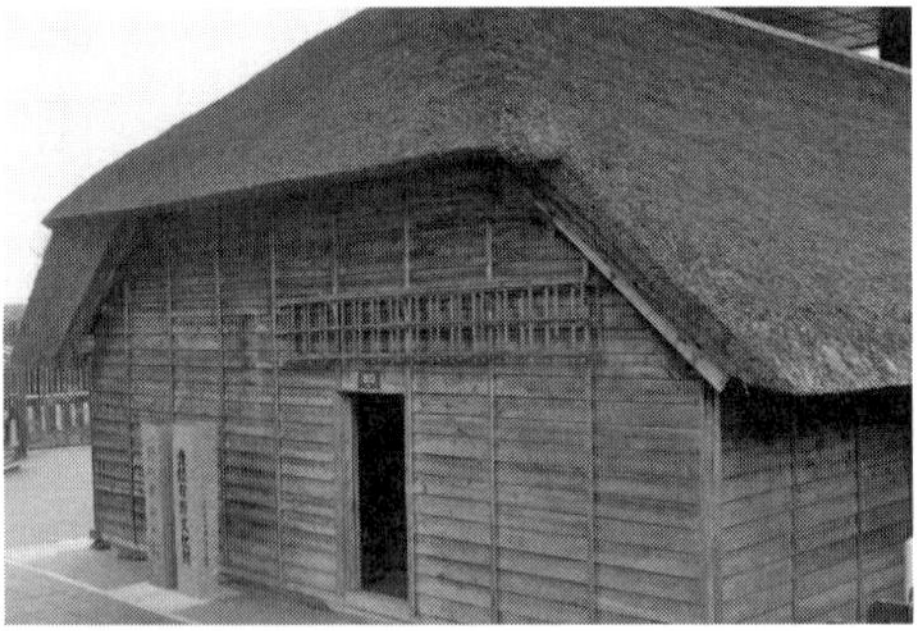

写真 3-22　野口英世の生家（野口英世記念館）
福島県耶麻郡猪苗代町大字三ツ和字前田 81

九一〇年）の業績を示しながら、発症メカニズムなどの感染症の基礎知識を説明している。第二部では、野口が研究した黄熱病を始め、感染症の歴史が展示されている。未知の感染症には、人、動物、環境を一体的に守る「ワンヘルス」の理念で立ち向かうべきとのメッセージに共感した。

●参考資料

（1）宮崎揚弘『ペストの歴史』、山川出版社、二〇一五。
（2）北里研究所『北里研究所七十五周年誌』、北里研究所、一九九二。
（3）夏目漱石『吾輩は猫である』（新潮文庫）、新潮社、二〇〇三。
（4）唐沢信安、殿崎正明「済生学舎時代を中心とした野口英世の細菌学への道程―横浜海港検疫所でのペスト菌検出迄―」『日本医史学雑誌』、二〇〇四、五〇巻、二号、三一九-三二〇頁。
（5）渡辺淳一『遠き落日』、角川書店、一九七九。
（6）野口英世記念会、https://www.noguchihideyo.or.jp/
（7）日本医科大学同窓会『日本医科大学『橘桜会館』展示写真集第四集　日本医科大学の前身済生学舎時代の野口英世』、二〇〇七。

3．赤痢と志賀潔（宮城県仙台市／山元町）

赤痢は発熱と下痢をきたす消化管感染症で、その赤痢菌を発見したのが志賀潔（一八七〇～一九五七年）である。

志賀は一八九六（明治二九）年に東京帝国大学医科大学を卒業し、北里柴三郎（一八五三～一九三一年）が所長を務める大日本私立衛生会伝染病研究所に入所し、北里の弟子となっている。伝染病研究所に入所した翌年、一八九七（明治三〇）年一二月二五日発行の『細菌学雑誌』二五号に、赤痢菌発見論文「赤痢病原研究報告第一」を発表した。翌年一八九八（明治三一）年、志賀は「Uber den Erreger der Dysenterie in Japan」と題して、赤痢菌発見の要約論文をドイツ語で発表した。病原細菌の学名にShigellaという日本人の名前が冠せられているのは、唯一の例とのことである。

そして一九〇一（明治三四）年にドイツのフランクフルトに留学し、パウル・エールリッヒ（一八五四〜一九一五年）に師事して細菌学の研究に磨きをかけた。やがて伝染病研究所が内務省から文部省に移管し、東大の下部組織に組み込まれるという事件が起こる。反発した所長の北里が席を蹴って退職、北里研究所を創設した。この動きを聞いて帰国した志賀は、北里を追って北里研究所に移り、新たな研究生活を始める。

志賀は北里が慶応義塾大学に医学部を創設すると、一九二〇（大正九）年、細菌学教授に迎えられた。しかし同年秋には朝鮮総督府医学院長・京城医学専門学校長に転ずることになり朝鮮に向かう。一九二六（大正一五）年には京城帝国大学（現在のソウル大学）が創設され、医学部長に就任、さらに三年後には同大学の総長に就任する。だがここで、思わぬ事態が待っていた。

総長に就任した志賀は、「ライの歴史とライ病の研究」と題して記念講演を行ったのだが、その内容をめぐって一部の教授たちから非難

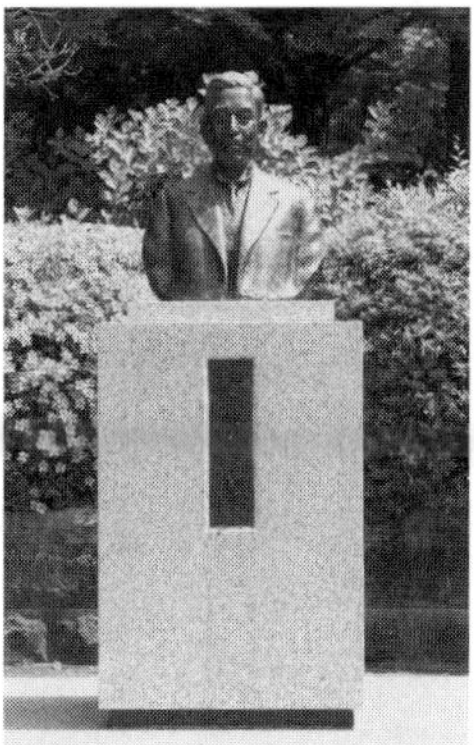

写真 3-23　志賀潔の胸像
（勾当台公園）
宮城県仙台市青葉区本町３－９

され、任期を待たずに辞任することになった。当時ライ（ハンセン病）は不治の伝染病と忌み嫌われていたが、志賀は細菌学の立場からライ菌は弱い病菌であることを話し、「栄養改善や衛生の配慮で防止できる」と力説したのである。これに対し光田健輔（一八七六〜一九六四年）などの療養所派と言われる人達は、ライ（ハンセン病）は非常に危険な急性伝染病かのように言って、絶対隔離を主張していた。

写真家の土門拳が捉えた引退後の志賀の写真は、世界的に有名な細菌学者とは思えぬほど零落した姿である。「障子一面に新聞紙が貼ってあった。つまり、障子紙の代わりに新聞紙を使ってあるのだった。だから部屋は重苦しく暗かった。……（中略）……赤貧洗うが如き生活に、余生を細らせているのである。」という一文を読んで、一九三一（昭和六）年に京城帝国大学を追われてからの晩年の不遇を思わずにはいられない。

仙台市街の勾当台公園には胸像（写真三―一三）が、晩年に移り住んだ宮城県亘理郡山元町の磯崎山公園には「自ら信ずる所篤ければ、成果自ら到る」と刻まれた頌徳碑《しょうとくひ》がある（写真三―一四）。一方、仙台市北山の輪王寺の一画には志賀潔の墓がひっそりと立っている（写真三―一五）。

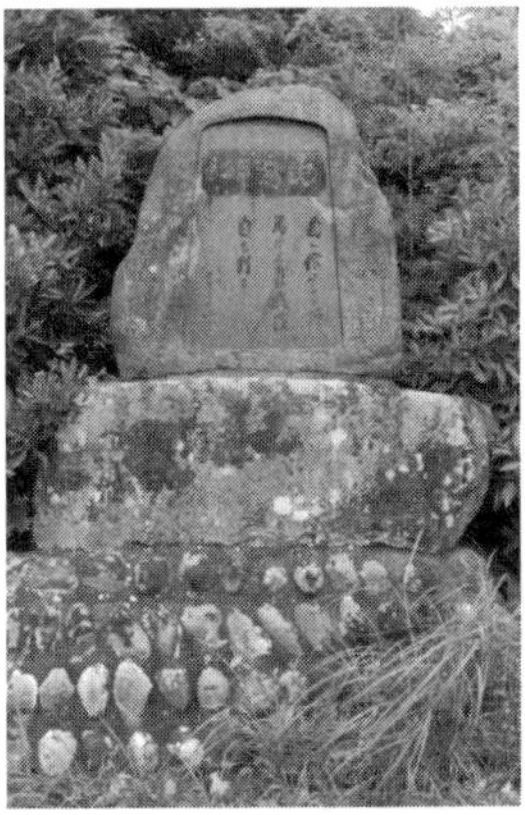

写真 3-24　志賀潔頌徳碑
（磯崎山公園）
宮城県亘理郡山元町坂元

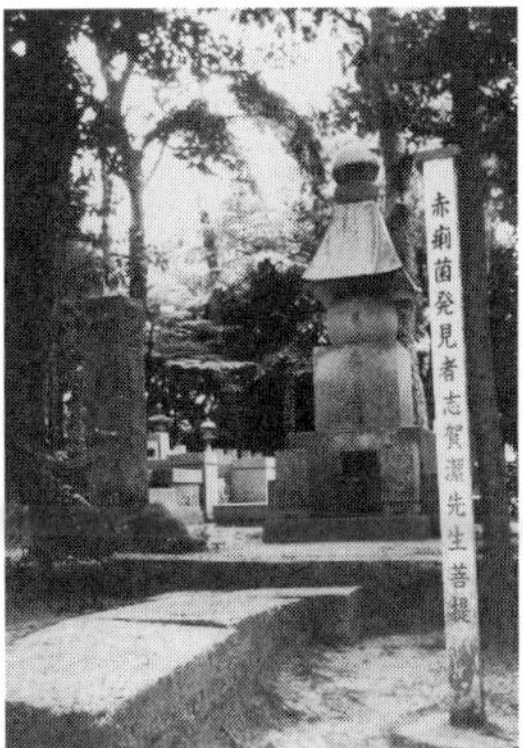

写真 3-25　志賀潔の墓
（輪王寺）
宮城県仙台市青葉区
北山 1 − 14 − 1

●参考資料

（1）竹田美文「志賀潔――赤痢菌の発見――」『モダンメディア』、二〇一四、六〇巻、五号一一二-一一五頁。
（2）鈴木昶『日本医科列伝』、大修館書店、二〇一三、三三七-三四〇頁。
（3）滝尾英二「小鹿島ハンセン病補償請求が問うもの」『世界』、岩波書店、二〇〇四、七二五号。
（4）土門拳『土門拳全集九　風貌』、小学館、一九八四。

4. 日本住血吸虫症と宮入慶之助（福岡県久留米市）

二〇二一年は、新型コロナウイルス（SARS-CoV-2）の感染爆発に翻弄された年であった。感染症は、環境中（大気、水、土壌、動物など）に存在する病原性の微生物が、人の体内に侵入することで引き起こされる疾患に他ならない。我々の周りには、常に目に見えない多くの微生物（細菌、ウイルス、真菌）が存在し、その中で、感染症を引き起こす微生物が病原体と言われる。感染症を防ぐには、病原体を発見することと共に感染経路を断つことが重要なのは言うまでもない。かつて日本で地方病として恐れられた日本住血吸虫症と言われる寄生虫病があった。原因となる寄生虫は、日本住血吸虫でその幼虫はある巻貝の体内で成長し、その後ヒトをはじめ数種の哺乳類に寄生する。日本住血吸虫の中間宿主としての巻貝を特定したのが宮入慶之助（一八六五〜一九四六年）であり、この巻貝は後にミヤイリガイという和名で呼ばれるようになった。

九州大学医学部のキャンパス内には、九州大学の礎を築いた先達の名前が付けられた六つの通りがあり、その中の一つに寄生虫学発展の功労者である宮入慶之助に由来している宮入通りがある。

日本住血吸虫症は、わずか一〇ミリメートルほどのミヤイリガイ（写真三－二六）という巻貝を中間宿主とし、河水に入ったヒトなどの哺乳動物の皮膚に日本住血吸虫の幼虫（セルカリア）が寄生することによって、皮膚炎を初発症状として高熱や消化器症状といった急性症状を呈した後に、成虫へと成長した日本住血吸虫が肝臓や脾臓に巣食うと症状が慢性化し、多数寄生して重症化すると肝硬変による黄疸や腹水を発症して死に至る疾病である。

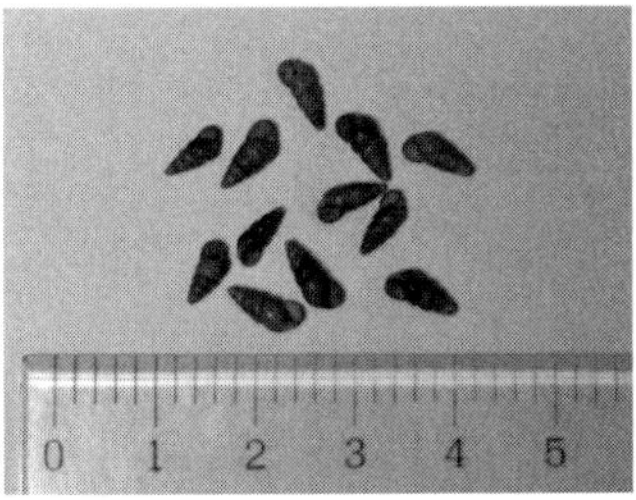

写真 3-26　ミヤイリガイ
（昭和四七年甲府市で筆者が採取）

福岡県の筑後川流域は、利根川下流域の茨城県、富士川流域の山梨県甲府盆地、芦田川流域の広島県深安郡神辺町と並ぶ日本住血吸虫症の有病地であった。筑後川流域では、対策として日本住血吸虫症患者の早期発見と治療、感染予防対策を行うほか、用水路への薬剤散布などで宿主のミヤイリガイや最終宿主であるハタネズミなどの駆除を実施していたが、根本的な解決はミヤイリガイを人為的に絶滅させる以外方法はなかった。そこで、筑後川の河川管理者である国土交通省九州地方建設局は、治水事業の河川整備にミヤイリガイ撲滅を目的に取り入れた。具体的には河川敷を整地しコンクリート護岸を整備して、ミヤイリガイの繁殖に適するススキ原や湿地帯を埋め立てることで生息地壊滅に追い込むことであった。

宮入貝供養碑には、「我々人間社会を守るため筑後川流域で人為的に絶滅に至らされた宮入貝（日本住血吸虫の中間宿主）をここに供養する」と刻まれている。昨今は、地球上の自然環境の適正な保全や動植物について生態系の多様性の確保が訴えられるが、ミヤイリガイの絶滅はあくまでも日本住血吸虫症撲滅のための手段に過ぎない。碑は「種として絶滅」に至らされたミヤイリガイを供養する碑である（写真三―二七）。

この日本住血吸虫症という恐ろしい病気を克服し、その終息宣言がなされたのは未だ記憶に新しい一九九六年である。殺貝剤の散布、河川の護岸、火災焼却、農作物の転換など寄

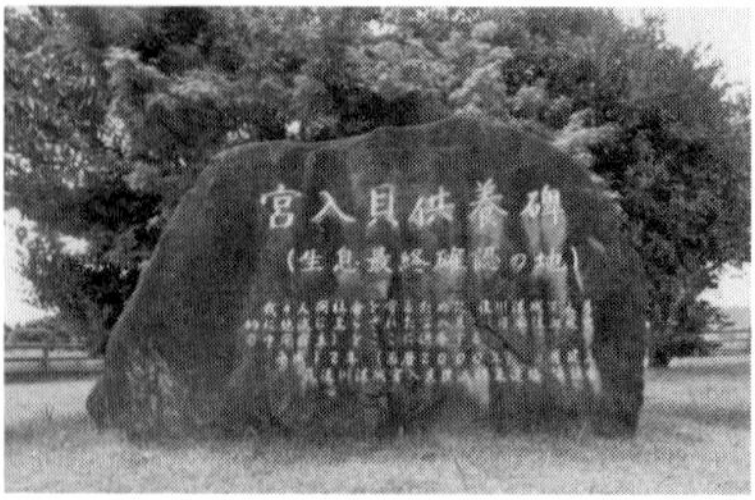

写真 3-27　宮入貝供養碑
福岡県久留米市宮ノ陣町宮瀬

生虫の撲滅に向けて一体となった医師、研究者、行政、地方住民の取り組みの成果であった。

●参考文献

（1）諸澄邦彦「大学構内に残る医療史跡　九州大学」『Isotope News』、二〇〇八、四月号、三九頁。
（2）藤木篤「環境保全と公衆衛生の相反：筑後川流域における日本住血吸虫病撲滅事業」『久留米工業高等専門学校紀要』、二〇一四、二九巻、二号。
（3）恒吉徹「筑後川総合開発と完成後30年を経た筑後大堰：筑後川のめぐみに感謝して（最終回）」、水資源機構監修『水とともに』、二〇一五、一二八号、一〇～一三頁。

5. 結核

結核が結核菌の感染によって起こる感染症と正確に認識されたのは、一八八二（明治一五）年に、ロベルト・コッホ（Robert Koch）が結核菌を発見して以後のことである。江戸時代には浮世絵に登場する瓜実顔のほっそりした美女が、「労咳＝肺病」になりやすい体質の典型とされ、貧富にかかわりなく二〇歳になるやならずの若さで落命するため、いっそう世人の同情を呼んだ。

箱入りを十九で桶へいれかえる

という川柳は、箱入り娘を失った親の悲嘆が目に見えるようである。

結核で早世した有名人は若い美女だけではない。男たちには幕末の動乱に光芒を放った高杉晋作（一八三九～一八六七年）、沖田総司（一八四四～一八六八年）を原型として、いつしか「天折した天才」のパターンが定着したかに見える。正岡子規（一八六七～一九〇二年）、石川啄木（一八八六～一九一二年）、滝廉太郎（一八七九～一九〇三年）、青木繁（一八八二～一九一一年）へと連なる芸術的天才の系譜である。

一九一九（大正八）年に独立の結核予防法が成立するまで、国家として本格的に取り組む姿勢は確立していなかった。

コッホの結核菌発見から八年後の一八九〇（明治二三）年、衛生行政の元締めだった長与専斎衛生局長が「虚弱の体質、先天遺伝を以て無二の原因なりと認める此の大患」と演説しているように、危険な伝染病という認識は薄かった。

この頃は結核の有効な治療法がなく、山の綺麗で冷たい空気を吸うことが治療に繋がると信じられており、結核治療用のサナトリウムに入所した。sanatorium という言葉は、sanitarium（保養所）と結核治療施設を区別するため、「健康」を意味するラテン語の sanitas の部分の「治る」という意味の動詞 sano に置き換えることで作られた造語である。

サナトリウムでの療養は、海浜（須磨浦療病院、湘南南故院）や高原（富士見高原療養所）へ移って行う療養であるが、問題は入院費がホテルなみに高く、逐増する貧困層の患者には手が届かないことだった。明治末期には過酷な労働と不衛生な環境で働く紡績工場の女工たちが、結核に倒れていく悲惨な状況が社会問題としてクローズアップされている。いわゆる『女工哀史』だが、発病して故郷へ帰らされた彼女たちを通じ、それまで汚染されていなかった農村地帯に病菌がばらまかれ、「肺病やみ」は納屋に押し込まれて死を待った。小豆島を舞台にした壺井栄（一八九九〜一九六七年）の名作『二十四の瞳』（角川文庫、二〇〇七）で、大石先生の教え子の女児が納屋で伏せっているシーンが思いだされる。

野麦峠（岐阜県高山市）

明治、大正、昭和にかけて国の経済を支え、わが国の貿易輸出の華といわれた生糸産業は、製糸工場で糸ひきをする娘たちに支えられていた。山本茂実（一九一七〜一九九八年）の『あゝ野麦峠』は一九六九年に発表したノンフィクション文学である。標高一六二七メートルの野麦峠を越えて行った工女達が働く場所は過酷なものだった。親と雇い主の間で交わされた証文を盾に、一日一六時間も働くことを強いられ、病死、自殺に追いやられた工女も少なくなかったといわれている。岐阜県吉城郡河合村角川で生まれた「政井みね」も口減らしのために一九〇三（明治三六）年に出稼ぎに出た。その後、「みね」は肺結核で倒れた。

病気の工女は使いものにならず、「ミネビョウキスグヒキトレ」の電報の知らせを受けた兄の辰次郎は夜を徹して岡谷に駆けつけた。そして、辰次郎は物置小屋に放り出されて衰弱しきった

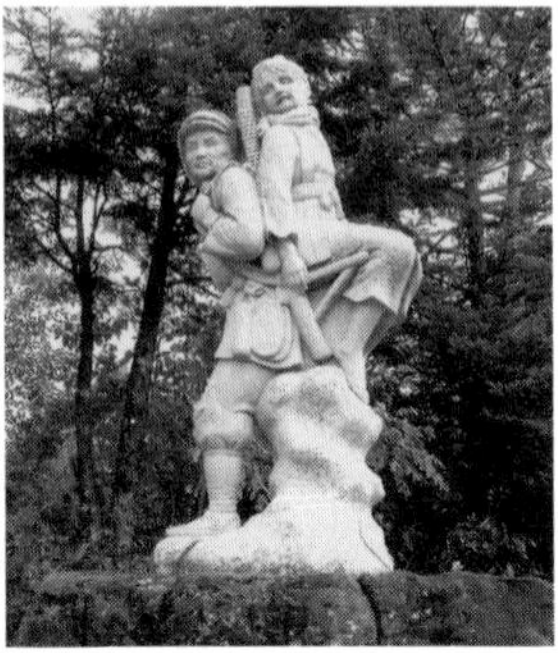

写真 3-28　みねの像（野麦峠）
岐阜県高山市高根町野麦

「みね」を背板に乗せ、工場の裏門から出た。病名は腹膜炎で「みね」は重体である。幾日も兄の背にうずくまって峠の茶屋に辿り着いた「みね」の前に、涙で霞む故郷が広がっていた。「ああ、飛騨が見える、飛騨が見える」と呟《つぶや》くように言ったきり、その場に力なく崩れた。時に、明治四二年一一月二〇日、享年二二歳のこと、とある（写真三－二八）。

聖隷歴史資料館（静岡県浜松市）

一九二六（大正一五）年四月の復活祭の日、浜松在住のキリスト者の青年有志が集まり、社会福祉事業を目的とした「聖隷社」を結成した。当時まったくの無名の若者たちは、「聖隷社クリーニング店」、「聖隷社農場」および「消費組合浜松同胞社」を開設して、その利益で悩める人や弱い人、貧しい人を世話することを目標とした。

その若者たちは、奴隷の姿で弟子たちの足を洗ったイエスに倣い、自分たちも「聖なる神の奴隷」となって神と人に仕えようと考えたのであった。これが現在の聖隷グループ設立の端緒となった。

一九三一（昭和六）年、入野村蜆塚（現浜松市）の松林の中に粗末なバラックの病舎が建てられ、その名をベテルホーム（神の家）と称した。病苦と飢えと迫害に安らう所もない悲惨な結核

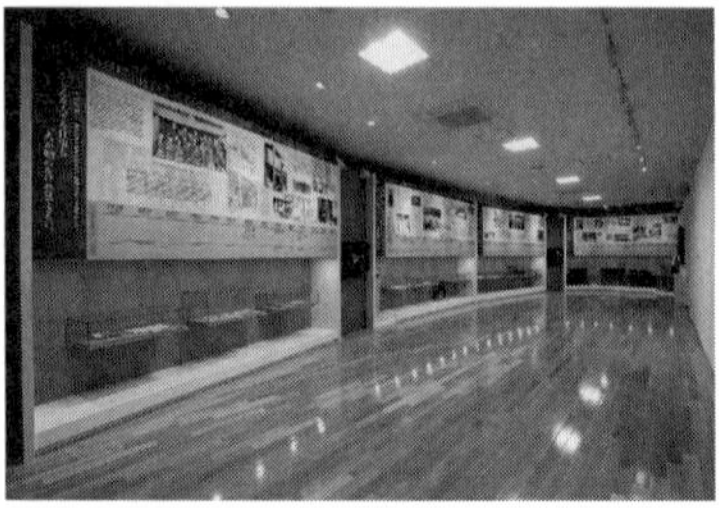

写真 3-29　聖隷の歴史ゾーン
静岡県浜松市北区三方原町 3453
（写真提供：聖隷歴史資料館）

患者を、若きキリスト者たちは、持てるものすべてを投じ病者の善き友とならんと懸命の努力を傾けた。

二〇〇二年四月に聖隷福祉事業団から※聖隷クリストファー大学に移転した聖隷歴史資料館の展示室では、地におちた一粒の麦にも似たこの愛の業の歴史を見ることができる。

聖隷歴史資料館の「聖隷の歴史ゾーン」では、聖隷の足跡を黎明期、創業期、激動期、開花期とコーナー別に展示している。一九三〇（昭和五）～一九三七（昭和一二）年の創業期コーナーでは、死病と言われた結核患者を献身的に奉仕したために、迫害を受け続けた苦難の歴史が展示されている（写真三－二九）。

「聖隷」という名称は、その歴史を振り返って見ても創立の当初から強烈なメッセージ性を持っている。新約聖書のヨハネによる福音書第一三章のキリストが最後の晩餐の席から立ち上がり、たらいの水で弟子たちの足を洗い、「あなたがたも互いに足を洗うべきである」と「隷《しもべ》」の道を教えたことに因んでつけられたとされ、資料館入口正面には、「ペテロの足を洗うキリスト」

の絵画が掲げられている。また、聖隷グループの創立者の一人である長谷川保（一九〇三〜一九九四年）の使用していた聖書も展示されている（写真三‐三〇）。

聖隷社クリーニング店からスタートした聖隷は、現在、「福祉」「医療」「教育」の分野に枝を伸ばし、葉を繁らせ発展している。

聖隷の結核療養所で長年にわたり苦労や喜びを共にした患者と看護者達がまとめた『鷲のごとく翼をはりてのぼらん』（聖隷学園キリスト教センター）が、二〇〇二年四月に発刊されている。当時の聖隷の看護、その根底にある考え方、人間観、死生観が語られており、病むとはどういうことなのか、生きるとはどういうことなのかを深く考えさせられる。

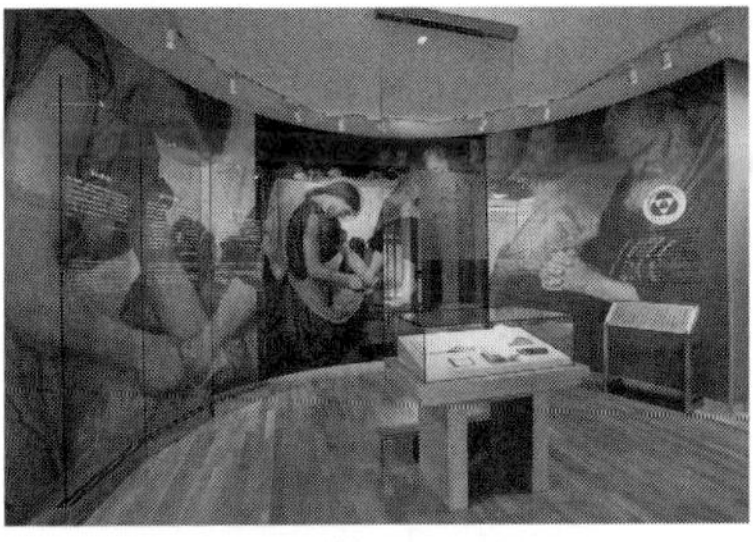

写真 3-30　聖隷の精神を示す展示
（写真提供：聖隷歴史資料館）

※クリストファー（Christopher）とは「キリストを運ぶもの・担うもの」を意味し、三世紀半ばごろの半伝説的な殉教者の名前。彼は、少年に姿を変えたキリストをそうとは知らずに背負って川向こうまで運ぶが、その少年（キリスト）は世界の罪と苦しみを背負い、誰よりも重かった。以後、「クリストファー」は、キリスト教の精神を担うことの高貴さを表す名称として広まった。聖隷の創立者・長谷川保は、クリストファーがキリストを背負ったように、病人や障害者、お年寄りの不安や苦痛を理解し、大事にケアする人が育ってほしいとの願いから「聖隷クリストファー」と命名されている。

結核で逝った文学者

「結核」に関する医療史跡を調べると、三人の文学者の足跡が印象に残った。

●樋口一葉（東京都台東区／杉並区）

樋口一葉（一八七二〜一八九六年）は、一八九四（明治二七）年一二月に、雑誌『文學界』に『大つごもり』を発表してから『たけくらべ』が完結される一八九六（明治二九）年一月までに代表作を書きあげ、この一四か月の期間は「奇蹟の十四か月」といわれている。

二二歳で『おおつごもり』を発表しているが、この頃から肺

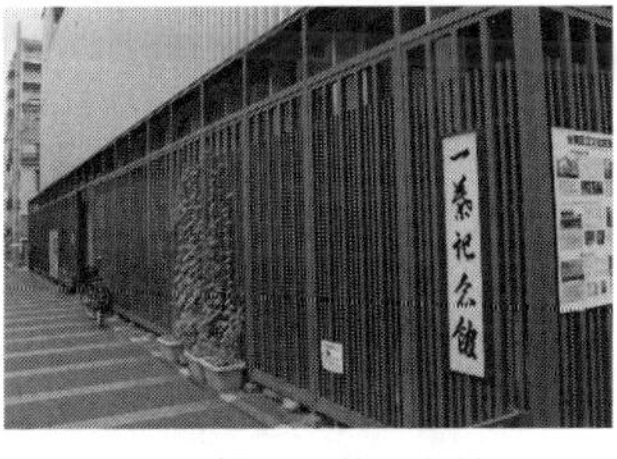

写真 3-31　樋口一葉記念館
東京都台東区竜泉３－18－４

結核の症状が出始めている。肺結核の症状は、咳、痰、血痰、胸痛、発熱などで、血痰や喀血を除けばそれほど深刻なものではない。咳、痰が出るたびに、「血が混じっていないから大丈夫」と結核を否定する毎日であった。文壇での成功を目指して頑張りだした一葉にとっては、咳、痰、微熱などを気に病む余裕はない。それより生活苦を克服するために原稿料を手に入れることが重要な毎日であった。一八九六（明治二九）年七月からの発熱は、飲み込んだ結核菌で腸結核を起こしたためで、午後になると高い発熱、下痢も加わって体力が急速に衰え、一八九六（明治二九）年一一月二三日に二四歳の短い生涯を閉じる。

文壇デビューしてから二年、結核の症状に悩みつつ死にもの狂いで努力し、ようやく掴んだ絶頂期から一年で終焉を迎えた、流星のような一葉の足跡は、台東区立一葉記念館（写真三－三一）の展示で見ることができる。墓は樋口家の菩提寺である築地本願寺別院で、現在は、杉並区永福の築地本願寺和田掘廟所へ移されている。法名は、智相院釋妙葉（写真三－三二）。

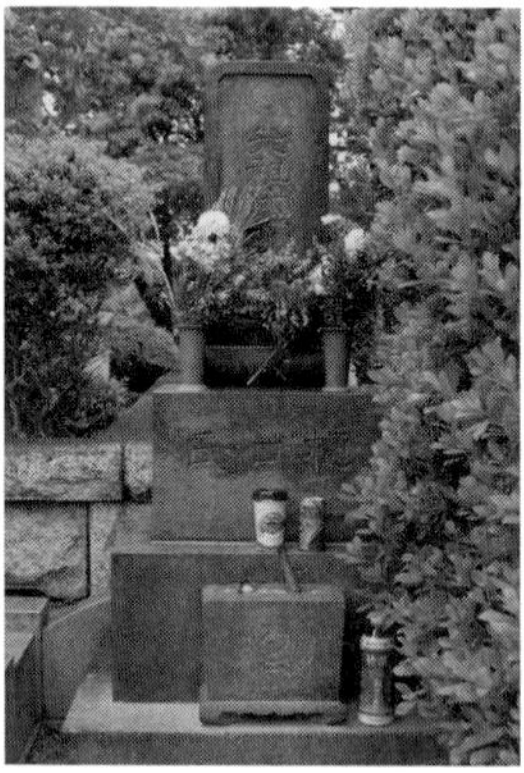

写真 3-32　樋口一葉の墓
（築地本願寺和田掘廟所）
東京都杉並区永福１－８－１

●正岡子規（東京都北区）

正岡子規（一八六七〜一九〇二年）は、喀血した（血を吐いた）ことから、「鳴いて血を吐く」と言われているホトトギスと自分を重ね合わせ、ホトトギスの漢字表記の「子規」を自分の俳号とした。

子規は二一歳ではじめて喀血、それから一三年間の苦しい闘病の後に、

糸瓜咲いて痰のつまりし仏かな
おととひの糸瓜の水もとらざりき
痰一斗糸瓜の水も間に合わず

の辞世の句を残し、一九〇二（明治三五）年九月一九日三四歳一一か月で死んだ。糸瓜《へちま》の水は民間療法では去痰剤（痰を取る薬）といわれていた。

子規を実際に苦しめていたのは、肺結核よりもむしろ腰椎の脊椎カリエスだった。脊椎が結核で侵されると、骨は脆弱になり圧し潰される。身体を動かせば激痛が走るので、仰臥したままとなる。子規は天井から力綱を下げ、これを握って寝返りをするのが精一杯の病床六尺の生活とな

る。

「病床六尺、これが我世界である。しかもこの六尺の病床が余には広過ぎるのである。僅（わず）かに手を延ばして畳に触れる事はあるが、蒲団《ふとん》の外へまで足を延ばして体をくつろぐ事も出来ない。甚《はなは》だしい時は極端の苦痛に苦しめられて五分も一寸も体の動けない事がある」

抗結核菌薬がなかった時代には、結核菌は全身どこにでも拡がり、身体を蝕んでいったのである。

東京田端駅近くの大龍寺墓域に、赤れんが塀を背にして正岡子規の墓がある。中央に「子規居士之墓」、右に母八重の小さな墓、左に「正岡氏累世墓」の三基が並んでいる。

子規自筆の墓誌末尾に、「……日本新聞社員タリ明治三十□年□月□日没す享年三十□月給四十円」とある。病いに臥せつつ『病牀六尺』を書いたが、少しの感傷も暗い影もなく、死に臨んだ自身の肉体と精神を客観視し写生した優れた人生記録さながら、味のある墓碑と言える（写真三-三三）。

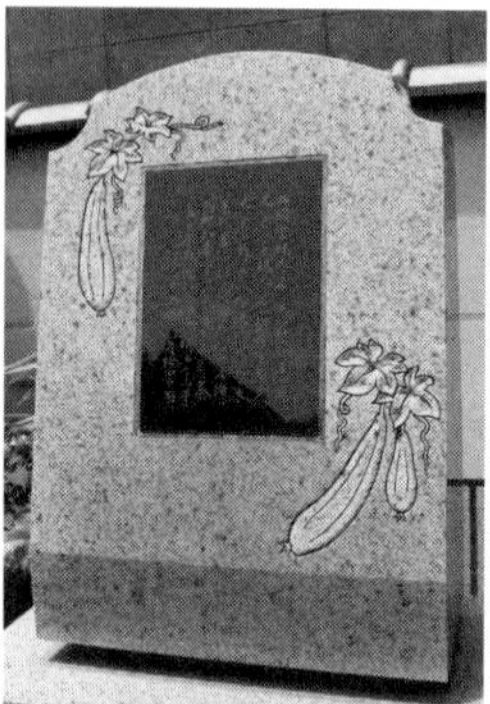

写真3-33　正岡子規の墓碑（大龍寺）
東京都北区田端4－18－4

●石川啄木（岩手県盛岡市）

石川啄木（一八八六〜一九一二年）は、明治三陸大津波の四年後（一九〇〇年七月二一日）に高田松原（陸前高田市）を訪れている。一九五八（昭和三三）年七月二一日に啄木の来訪を記念し、高田松原に歌碑が建立されたが、一九六〇（昭和三五）年チリ地震津波によりその歌碑が流失し、昭和四一年七月二一日に再度、歌碑が建立された。その歌碑も、二〇一一（平成二三）年三月一一日の東日本大震災の津波により七万本の松とともに流失した。

その後、国道四五号沿いタピック四五（道の駅高田松原）駐車場に、石川啄木没後百年記念碑が建立された。

頬につたふ　なみだのごはず　一握の砂を示しし人を忘れず

「この歌にある一握の砂とは、人生の儚さを語りあった友人のことであり、大切な方を亡くされた方々のことや亡くなった方のことを忘れないで共に歩んで行きましょう」という願いが込められているという。

啄木の歌で思い浮かぶのは、「たはむれに母を背負ひてそのあまり軽きに泣きて三歩あゆまず（『一握の砂』）」、「新しき明日の来るを信ずといふ自分の言葉に嘘はなけれど（『悲しき玩具』）」がある。岩手県の石川啄木記念館脇にある宝徳寺駐車場に「今日もまた胸に痛みあり。死ぬならば、ふるさとに行きて死なむと思ふ」の歌碑がある（写真三-三四）。

化学療法がない時代、一九一二（明治四五）年四月一三日に二六歳の若さで啄木は逝った。

啄木の生誕百年を記念して建設された啄木記念館には、啄木直筆の書簡や、生前啄木が愛用した品々等、貴重な資料が展示されている。

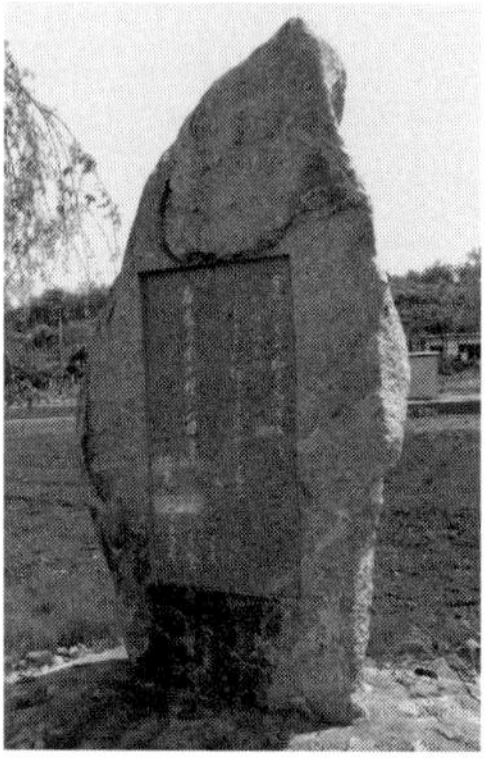

写真 3-34　石川啄木歌碑（宝徳寺）
岩手県盛岡市渋民字渋民２－１

●参考資料

（1）正木不如丘『高原療養所』、大日本雄弁会講談社、一九四二。
（2）鈴木唯男他『鷲のごとく翼をはりてのぼらん』、聖隷学園キリスト教センター、二〇〇二。
（3）大内和彦『長谷川保と聖隷の研究――日本一の福祉医療教育集団成長の理由』、久美、二〇〇五。
（4）長谷川保『夜も昼のように輝く』聖隷福祉事業団、二〇〇一。
（5）青木正和『結核の歴史―日本社会との関わり　その過去、現在、未来』、講談社、二〇〇三。

6．コレラ

江戸時代には、三日でコロリと亡くなるので、虎や狼のように恐ろしい病気として「虎列刺」「虎狼痢」と名付けられ、病名、薬ともに虎と縁があることから、虎が病除けのお守りとして親しまれた。

埼玉県秩父市の三峰神社、東京都の武蔵御嶽神社では、狼を眷族とし憑き物落とし霊験をもつ狛狼が社頭で迎えてくれる。眷族信仰は、一八五八（安政五年）のコレラの流行と関係し、眷族信仰の高まりは憑き物落としの呪具として用いられる狼遺骸の重要を高め、補殺の増加はニホンオオカミ絶滅の一因になったとも考えられている。

少彦名神社《すくなひこなじんじゃ》（大阪府大阪市）

「薬の町」として知られる大阪市道修町のビルの谷間に、日本の薬租神である少彦名命《すくなひこなのみこと》と、中国での医薬の神・神農氏《しんのうし》をご祭神とした、健康の神、医薬の神として知られる少彦名神社がある。少彦名命は、「大国主命と力を合わせ、心を一つにして国を造り、また人間と家畜の病気治療の方法を定められ鳥獣や昆虫の災いを除く為に、まじないの方法を定められた」と『日本書紀』にある。また神農は、古代中国における伝説上の帝王であり、百草をなめて効能を確かめ医術を確立したといわれ、今日の日本に於いても医薬の神として祀られている。

少彦名神社の病除けのお守りである「張子の虎」は、昭和六一年の年賀切手としても描かれ、大阪の土産としても人気がある。一八二二（文政五）年に大坂（当時）で疫病（コレラ）が流行した時、疫病除けとして虎の頭骨などを配合した「虎頭殺鬼雄黄圓《ことうさっきうおうえん》」という丸薬としてつくり、お守りの「張り子の虎」とともに神前に祈願を行い、施与したと伝えられている。

漢方医学が行われていた江戸時代には、医家や薬種商は、中国の医薬の祖とされる神農氏の像や掛軸を床の間に祀っていた。同様に道修町の薬種業者は、大切な人命にかかわる薬種の取扱いが、神のご加護によって間違いなく遂行できるように祈念しながら仕事に励んでいた。

江戸時代は、植物（草根木皮）や動物・鉱物の中から効能のあるものがくすりとして調整されて用いられてきた。くすりの原料となる薬種は、中国などから輸入される唐薬種と和薬種があったが、この唐薬種を道修町薬種中買仲間（江戸幕府より公認された株仲間）が一手に買い付け、薬種の真偽や量目をチェックし全国へ販売していた。この道修町薬種中買仲間によって書かれた、およそ三四〇年前からの古文書が保存されている。これが『道修町文書』で、薬種中買仲間人数帳、薬種の品質、偽薬の一覧、売買禁止の幕府通達などがあり、薬種中買仲間の成立から解散までの近世文書と明治維新から昭和終戦までの近代文書からなる膨大な文書である。資料館で常設展示されているものは原本の一部のページだけで、その全容を知ることはできないが、「古文書解説」で全体像の解説がなされている。

薬事法は一九六〇（昭和三五）年に制定され、二〇〇二（平成一四）年と二〇〇六（平成一八）年に改正が行われ、さらに二〇一六（平成二八）年の大改正で「医薬品、医療機器等の品質、有効性および安全性の確保等に関する法律」と名称の変更がなされた。

製薬企業の体制の変化だけでなく薬局などの販売制度、医薬品の定義を振り返る資料が展示されていた「くすりの道修町資料館」は、二〇二二（令和四）年三月末で閉館された（写真三－三五）。

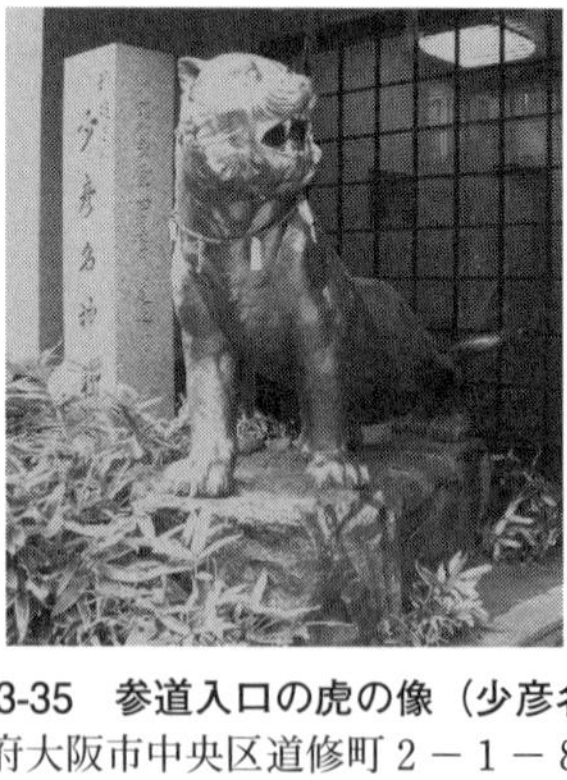

写真 3-35　参道入口の虎の像（少彦名神社）
大阪府大阪市中央区道修町２－１－８

コレラ碑（山形県米沢市／宮城県仙台市／神奈川県横浜市）

本書の「鼠塚」で紹介したようにわが国におけるペストの流行は、ペストの媒介をする鼠の駆除を行った公衆衛生行政によって抑えられた。また一八九九（明治三二）年六月、横浜港に入港した「亜米利加丸」の船倉で苦しんでいた中国人の船員からペスト菌を検出し、国内流行を水際で防いだ野口英世の功績は、渡辺淳一の『遠き落日』（角川書店、一九七九年）に詳しく紹介されている。

一方、同じ感染症でもコレラの蔓延は防ぐことができず、日本で初めてコレラが流行したのは一八二二（文政五）年で、一八五八（安政五）年には江戸だけで二十数万人の死者を出す大流行があり、明治になってもたびたび流行した。三日でコロリと亡くなるので、虎や狼のように恐ろしい病気として〝虎列刺〟〝虎狼痢〟と名付けられ、病名、薬ともに虎と縁があることから、虎

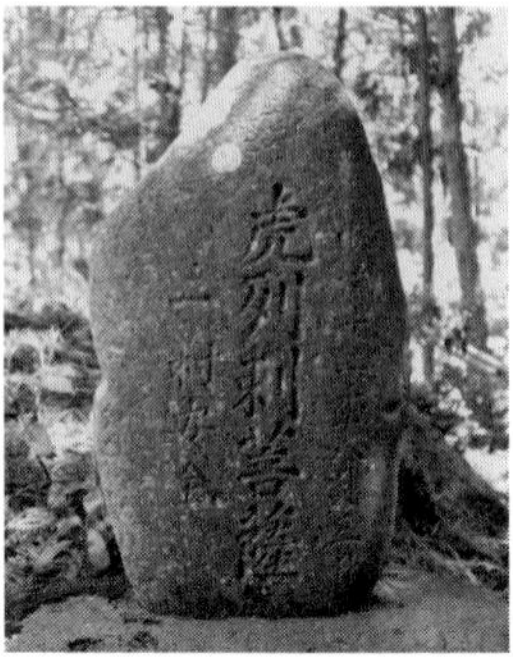

写真 3-36　虎列刺菩薩碑（羽黒神社）
山形県米沢市赤芝町字羽黒山 1266

が病除けのお守りとして親しまれたことは、「少彦名神社」で紹介した。

米沢市赤芝町の羽黒神社境内に、一八七九（明治一二）年に建てられた虎列刺菩薩碑がある。当時は、野菜・食器を洗うのはもちろん、飲み水も川水を利用していた時代で、コレラは下流の集落に蔓延したことは想像に難くない。石碑はこうした状況のもとで建てられ、赤芝の村民が、観音菩薩に姿を変えたコレラ菩薩に、「村中安全」とコレラの終息を祈願し、あわせて死者の冥福を願ったものと思われる（写真三‐三六）。

仙台市北部の台地に、緑豊かな「水の森公園」がある。水の森市民センターを起点とする探索路の左側の草むらに、端然とした一基の碑があり、さらに西北に一〇〇メートルほど行った分岐部の角に自然石の断碑がある。前者には「叢塚《くさむらつか》」と大きく読み取れ、後者には「焼場供養塔」の文字が記されている。これらはともに、一八八二（明治一五）年のコレラの悲劇を伝えるもので、叢塚の脇には以下のような説明文がある。「この地は明治一五年夏に大流行したコレラにより死んだ人たちの死体焼場跡である。死体数二七六とあり、残骨と灰で築かれた塚の上に立てられたのがこの供養碑である」

建碑は一八八二（明治一五）年一一月で、当時の宮城控訴院長・西岡逾明判事の慰霊の碑文は、初めにこの病気の由って来る源と酷烈なる伝染力について記し、衛生知識を持たなかったことが死を招いたのだと断じ、秋気爽やかで、もはや呻吟の声の止んだ山野に立って当時を回想しての哀感、ことに遺族の拾い残した骨片に堆積が山をなしていることの哀しみを述べ、「霊あるならば祭祀の礼に感じて泉下に冥せよ」との呼びかけは哭々として迫る（写真三―三七）。

横浜にある久保山墓地（横浜衛生局管理）のＫ一八区に、高さ一八〇センチほどの三角形の自然石に「悪疫横死諸群霊墓」と刻まれた碑には、「記曰明治十九年流行病之際無葬者残骨参百餘哀不忍見有志者謀久保山埋葬明治廿六年春彼岸為有無縁於大光院営施餓鬼大法会建碑云云」と四行の漢文が見られる。

一八八六（明治一九）年、コレラによる死者は全国で一〇万八四〇五人と厚生省医務局の「医制百年史」にある。横浜でも多くの患者が死亡し、そのうち無縁

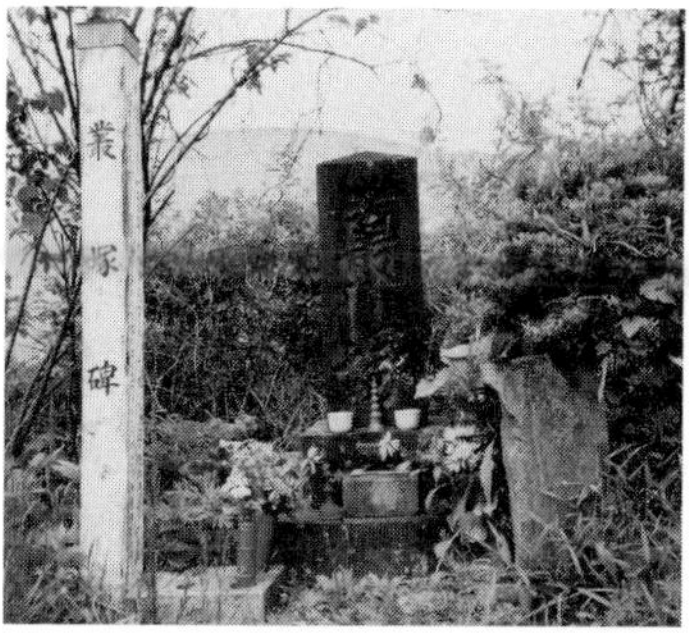

写真 3-37　叢塚（仙台市 水の森公園）
宮城県仙台市青葉区水の森 4

者の残骨三〇〇余を埋葬、明治二六年に大光院で大法会を行い、碑を建てたということであろう（写真三－三八）。

もうひとつ「傳染病死亡者之墓」と刻まれた墓が、K〇七区にある。一メートルほどの高さの四角い墓石の側面には「自明治廿年至同三十年、三百九十一名合葬」と記されている。崖際の墓石の前に立つと墓地内を吹き抜ける風は冷たく、かつての感染症（当時は伝染病）の怖さを物語るだけでなく、苦悶のうちに落命した病死者の怨念が伝わってくる（写真三－三九）。

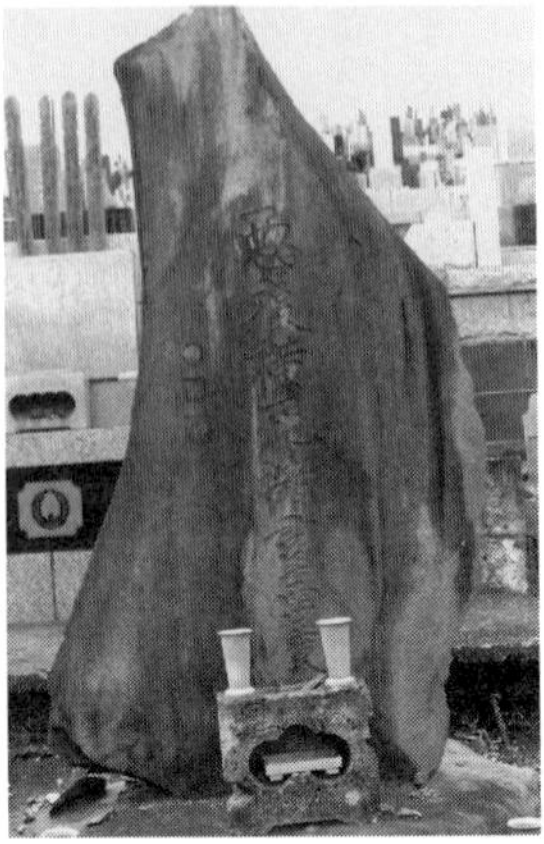

写真 3-38　悪疫横死諸群霊墓（久保山墓地）
神奈川県横浜市西区元久保町 3 － 24

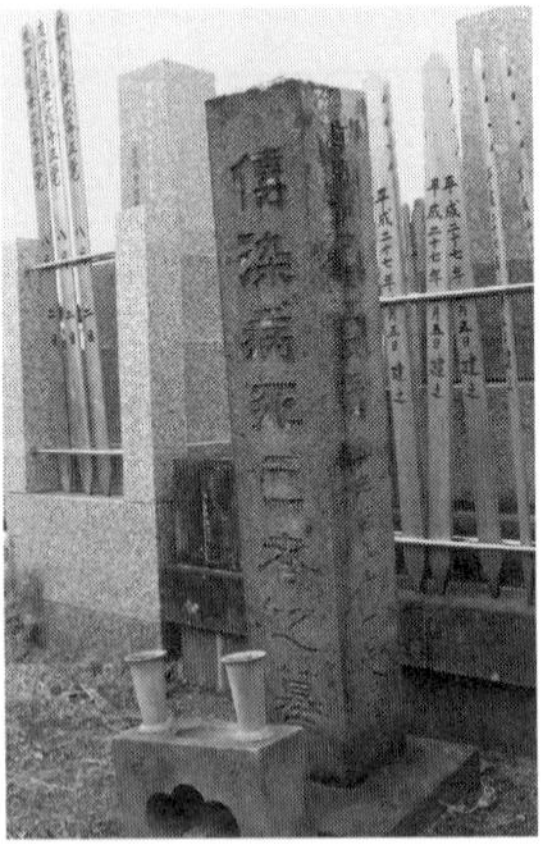

写真 3-39　傳染病死亡者之墓（久保山墓地）

沼野玄昌（千葉県鴨川市）

衛生知識を持たなかった当時、酷烈な伝染力に抗すべき術がなく、その防疫活動が理解されず悲惨な事件もあった。一八七七（明治一〇）年は西南戦争が勃発、戦線でコレラが発生し、帰還兵によって全国に感染が広がった。一八七七年九月には千葉県鴨川町でコレラ患者が発生したため、小湊の医師沼野玄昌（一八三六～一八七七年）が死者の火葬や井戸の消毒などを行っている。一一月にも鴨川でコレラ患者が発生し隔離のために出向き、コレラの防疫のため患者の家の井戸を石灰で消毒したのを、玄昌が井戸に毒を入れ患者の生き胆を抜くという噂が流れ、それを妄信した住民が押し寄せ、玄昌を襲い殺害するという事件が起こった。

事件後遺体が発見された加茂川沿いの汐留松原には、事件に加わった加害者をはじめとする住民が七回忌の供養碑を建立した。一九七八（昭和五三）年には新たに弔魂碑が建てられている

（写真三－四〇）。

玄昌は佐倉順天堂で西洋医学を学び、一八六七（慶応三）年には幕府医学所で種痘法の技術を身に付けて、伝染病対策に取り組んでいた人物であった。事件の背景には、コレラという新しい伝染病への恐怖と不安に加え、玄昌自身も近代医学の発展普及への熱意が先行していたため、人々の理解が追いついていけなかったという面もあった。鴨川市の妙蓮寺参道に玄昌碑がある（写真三－四一）。

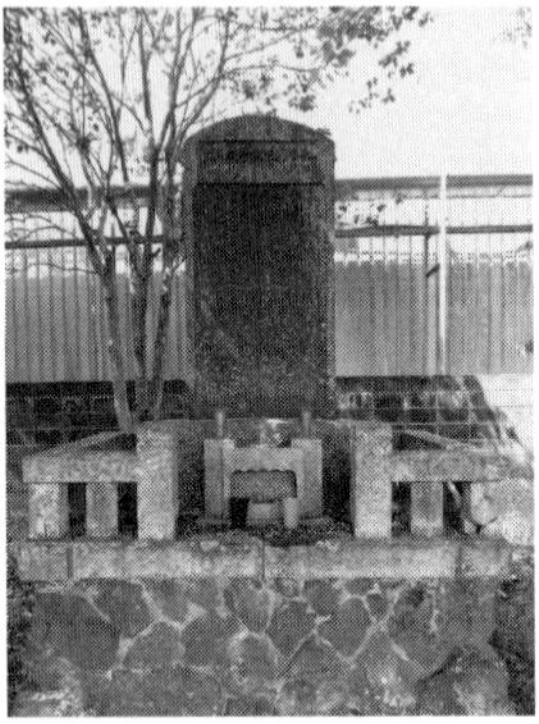

写真 3-40　烈医沼野玄昌先生弔魂碑（汐留公園）
千葉県鴨川市貝渚 3270 － 1

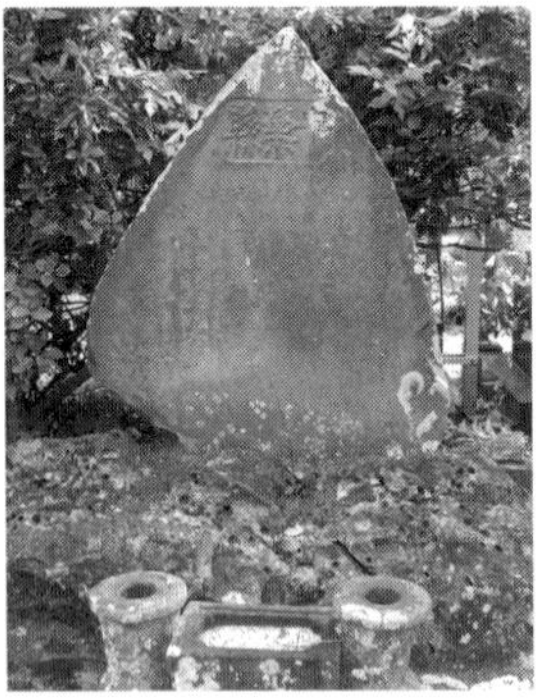

写真 3-41　玄昌碑（妙蓮寺）
千葉県鴨川市小湊 129

●参考資料

（1）道修町資料館保存会「古文書解説　その1〜その6」（道修町資料館展示）。
（2）くすりの道修町資料館、https://www.sinnosan.jp/kusuri/
（3）諸澄邦彦「少彦名神社」『Isotope News』、二〇一一、六八一号、二五頁。
（4）米沢市役所、https://www.city.yonezawa.yamagata.jp/
（5）諸澄邦彦「コレラ碑」『Isotope News』、二〇一六、七四六号、五五頁。
（6）村主　巌『メモランダム―市井の医師の小さな真実―』、日曜随筆社、一九九五。
（7）たてやまフィールドミュージアム、http://history.hanaumikaidou.com/

7. ハンセン病

わが国におけるハンセン病の歴史を調べると、古くは『日本書紀』や『今昔物語集』にも〝癩〟の記述があるといわれる。

この病気にかかった者は、仕事ができなくなり、商家の奥座敷や、農家の離れ小屋で、ひっそりと世の中から隠れて暮らしたり、ある者は家族への迷惑を心配し、放浪の旅に出た。映画化された松本清張の『砂の器』（一九七四年公開）では、浜辺を夕日に照らされながら歩む父子の美しい映像で、このような「放浪癩」を感傷的に描き出していた。

「放浪癩」の実態は悲惨な生活を強いられ、キリスト教布教のために来日したハンナ・リデル（一八五五〜一九三二年）は、熊本の本妙寺の参道に集まっていたハンセン病患者の悲惨な姿を目撃したことによって、ハンセン病患者救済への道を歩くことになった。

諸外国から文明国として患者を放置しているとの非難を浴びると、政府は一九〇七（明治四〇）年、「癩予防に関する件」という法律を制定し、「放浪癩」を療養所に入所させ、一般社会から隔離した。この法律は患者救済も図ろうとするものだったが、これによりハンセン病は伝染力が強いという間違った考えが広まり、偏見を大きくしたともいわれている。

一九二九（昭和四）年には、各県が競ってハンセン病患者を見つけ出し、強制的に入所させるという「無癩県運動」が全国的に進められた。さらに、一九三一（昭和六）年には従来の法律を改正して、「癩予防法」を成立させ、強制隔離によるハンセン病絶滅政策という考えのもと、在宅の患者も療養所へ強制的に入所させようとした。こうして全国に国立療養所を配置し、全ての患者を入所させる体制が作られた。

現在わが国では、それまでの「伝染病予防法」に替えて、一九九九（平成一一）年四月一日から「感染症法（正式名称：感染症の予防および感染症の患者に対する医療に関する法律）」が施行され、感染症予防のための諸施策と患者の人権への配慮を調和させた感染症対策がとられている。かつての日本では「癩《らい》」、「癩病」、「らい病」とも呼ばれていたが、それらを差別的に感じる人も多く、歴史的な文脈以外での使用は避けるべきである。

リデル、ライト両女史記念館（熊本県熊本市）

日本の医学の進歩に、来日宣教師の先駆的役割は欠かせない。ハンナ・リデルは一八九一（明治二四）年、三五歳の時、英国国教会の宣教師として来日し熊本に赴任した。二年後、本妙寺参道の咲き誇る桜並木の下にうずくまるハンセン病患者たちの姿を見たとき、生涯をかけてこの人たちと生きようと決意した。

当時、ハンセン病は「不治の病」とされ、人々に恐れられていた。「我等もし心狂えるならば神の為なり」の言葉は、その時のリデルの覚悟を物語っている。ハンセン病患者の身体的、精神的救済を、神様に与えられた天職と考えたリデルは、母国

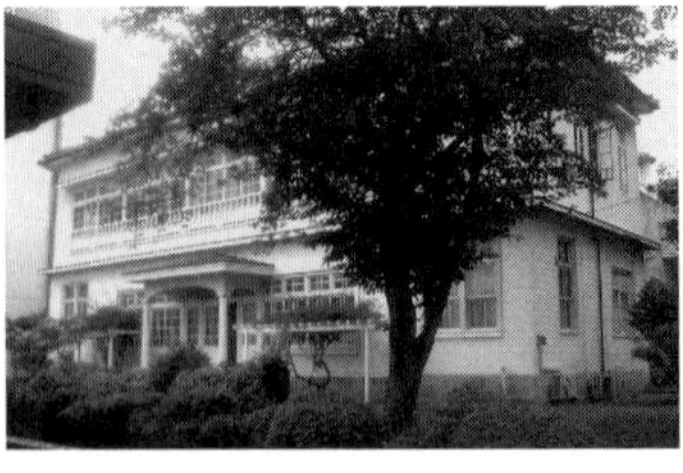

写真 3-42　リデル、ライト両女史記念館
熊本県熊本市黒髪 5 － 23 － 1

イギリスをはじめ、日本国内の有志等へも働きかけ、一八九五（明治二八）年一一月一二日に「回春病院」を設立した（写真三－四二）。

リデルの姪、エダ・ライト（一八七〇～一九五〇年）は、病院創立の翌年に来日しリデルを手伝った。リデルが一九三二（昭和七）年二月三日に永眠すると二代目院長となった。ライトは、患者とともに生活しようと現記念館の二階に移り住み、毎夕、各部屋に声をかけて廻るのを日課としていた。戦争が近づくと迫害され、スパイ容疑もかけられ、一九四一（昭和一六）年には、回春病院も解散させられ、ライトはオーストラリアに事実上の追放となった。それでも戦争が終わると、一九四八（昭和二三）年に七八歳で熊本に戻り、一九五〇（昭和二五）年に亡くなった（写真三－四三）。

一九一九（大正八）年にハンセン病菌研究所として建てられた現記念館は、回春病院で唯一残っている建物で、波乱の人生を愛に生きた両女子の顕彰に役立てられている。回春病院の英語名はTHE KUMAMOTO HOSPITAL OF THE RESURRECTION OF HOPE（熊本希望よみがえりの病院）である。

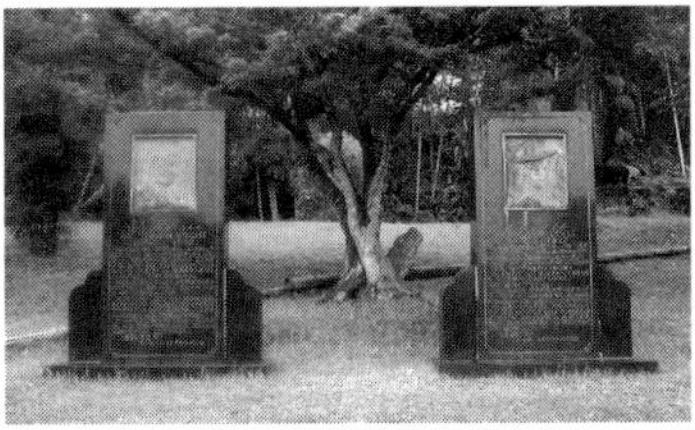

写真 3-43　リデルとライト両女史の墓

菊池恵楓園（熊本県合志市）

菊池恵楓園は、わが国初めてのハンセン病患者に関する法律「癩予防に関する件」に基づき、全国五か所に設置された公立療養所のひとつとして、一九〇九（明治四二）年、九州七県連合立第五区九州癩療養所の名称で開設された。一九四一（昭和一六）年に、運営が国に移され、現在の「国立療養所菊池恵楓園」と改称された。

菊池恵楓園の歴史は、二〇〇九（平成二一）年をもって一〇〇年に及び、その間には一九五三（昭和二八）年の「らい予防法」制定や差別事件（竜田寮児童通学拒否事件）、

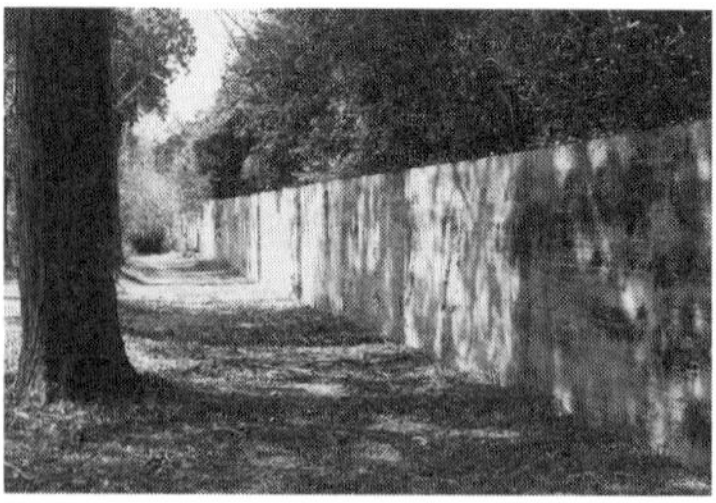

写真 3-44　療養所と外界を遮ってきたコンクリート壁（菊池恵楓園）
熊本県合志市栄 3796

入所者の人権回復を目指した運動など、さまざまな歴史的出来事が展開された。その間の歴史的資料と、病苦とともに生き、それを乗り越えて来た入所者（元患者）の生活が社会交流会館（歴史資料館）に展示されている（写真三－四四、写真三－四五）。

一九九八（平成一〇）年七月、熊本地裁に「らい予防法」違憲国家賠償請求訴訟が提訴され、翌年には東京、岡山でも訴訟が提訴された。二〇〇一（平成一三）年五月一一日、熊本地裁で原告（患者・元患者）が勝訴、政府は控訴をしなかった。これをきっかけに、衆参両院で「ハンセン病問題に関する決議」が採択され、新たに補償を行う法律も施行された。

一方、二〇〇三（平成一五）年一一月に、熊本県が実施する「ふるさと訪問事業」において、ホテルが、菊池恵楓園入所者という理由で宿泊を拒否した事件では、被害者である菊池恵楓園入所者自治会などに、抗議や中傷の手紙などが寄せられた現実がある。

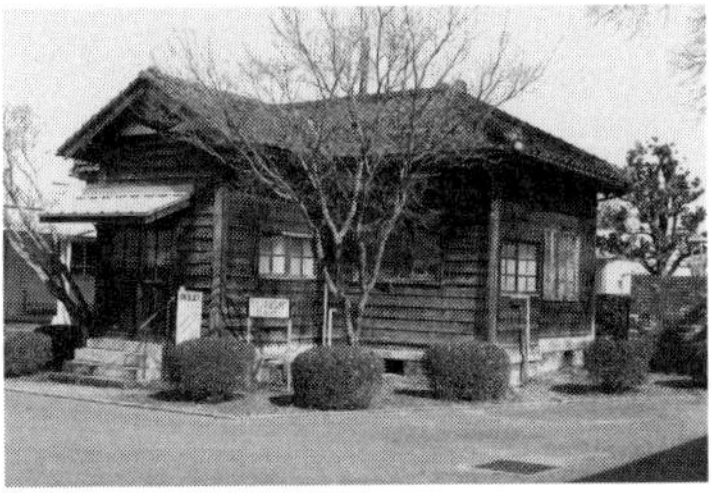

写真 3-45　旧監禁室（菊池恵楓園）

長島愛生園歴史館（岡山県瀬戸内市）

長島愛生園は、一九三〇（昭和五）年一一月二〇日、日本初の国立療養所として設立された。当時ハンセン病は感染症ということはわかっていたが有効な治療法がなかったため、国の施策として療養所への隔離が行われた。入所すると、各種の検査や入所手続きが行われた。その際、現金などは取り上げられ、消毒風呂への入浴、持ち物の消毒なども行われた。この消毒風呂への入浴で、社会との隔絶を意識したことを語る「語り部」の言葉は重い（写真三－四六）。

長島愛生園の歴史には、断種を前提とした所内結婚、わず

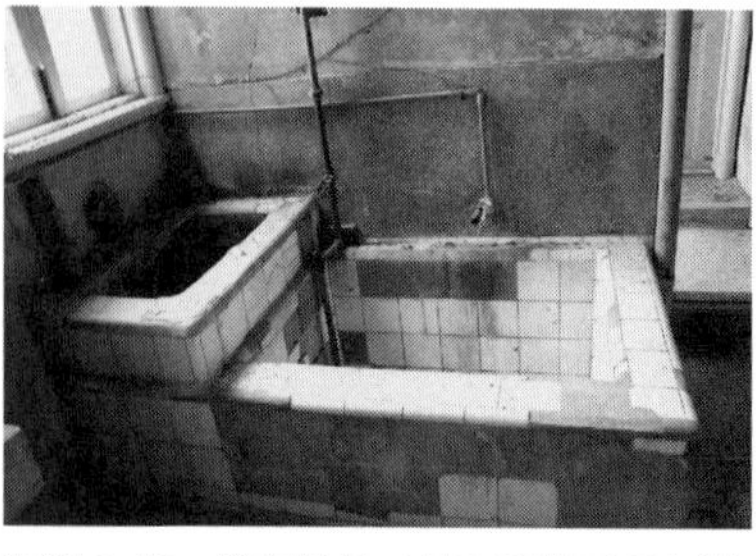

写真 3-46　消毒風呂（長島愛生園歴史館）

かな慰労金での患者作業、監房への収監など、とても療養所とは呼べない状況があった。

一九四五（昭和二〇）年頃特効薬（プロミン）ができ、やがて完全に治癒させることができるようになったが、隔離政策は一九九六（平成八）年の「らい予防法」廃止まで続いた。二〇〇一（平成一三）年「ハンセン病違憲国家賠償請求訴訟」でハンセン病に対する理解は向上したが、社会的弱者に対する偏見・差別は今なお根強いものがある。

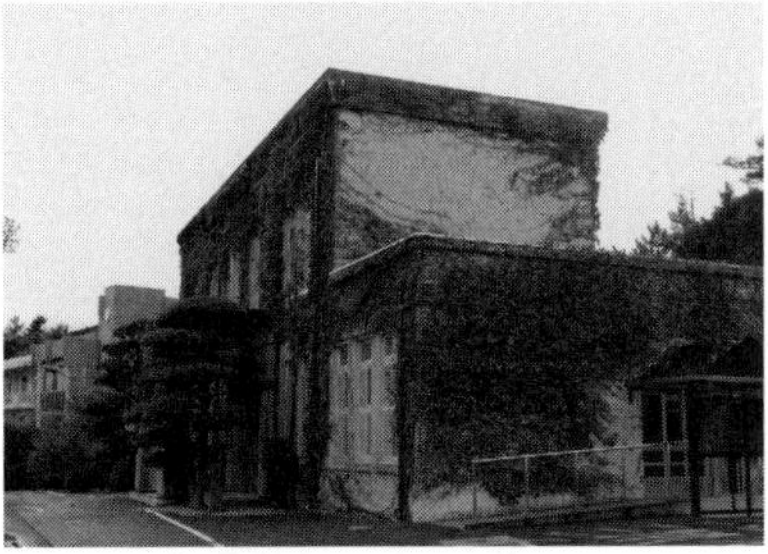

写真 3-47　長島愛生園歴史館
岡山県瀬戸内市邑久町虫明 6539

長島愛生園の管理棟として竣工した建物の老朽化した内部を改造、二〇〇三（平成一五）年に長島愛生園歴史館として開館し、社会に残るさまざまな人権問題について考える展示と活動が行われている（写真三－四七）。

小川正子（山梨県甲府市／笛吹市）

ハンセン病患者救済に生涯をかけた女医小川正子（一九〇二～一九四三年）は、一九〇二（明治三五）年山梨県春日居村（現笛吹市春日居町）に生まれ、甲府高等女学校（現甲府西高校）を卒業した。一九二四（大正一三）年、東京女子医学専門学校（現東京女子医大）を卒業後、国立療養所長島愛生園にて七年間、社会から嫌悪され虐待されていたハンセン病患者を救うべく、尊い一生を捧げた。

高知の僻地、土佐の山村、あるいは瀬戸内海の孤島をめぐり、差別と偏見に泣いて来たらい患者を救い出した患者検診の活動をまとめた『小島の春』を出版したのが、一九三八（昭和一三）年である。その頃から結核を患う身となり、一九四三（昭和一八）年に四一歳の生涯を終えた。

ハンセン病は、らい菌の感染によって起こる慢性感染症で、らい菌の発見者であるノルウエーのアルマウエル・ハンセン（A. G. Hansen、一八四一～一九一二年）医師の名に因んでつけられた。感染力は極めて弱いが、感染から発病までの潜伏期間が長く、平均して三年から四年、中には一〇年から二〇年以上も経って症状の現れる人もあった。潜伏期間が長いため、結婚し家庭を作りあげた頃に発病するので、家庭に与える悲惨さがとても大きいものであったことは、『小島の春』（長崎出版、一九八一）に詳しい。

母校である現甲府西高校の校庭の一角にある記念碑には、「夫と妻が親とその子が生き別れる悲しき病世に無からしめ」の歌が刻まれている（写真三－四八）。

笛吹市春日居郷土館の一角に、特別展示室として併設された「小川正子記念館」がある。当時は結核に罹って死亡すると衣服などはすべて焼却されてしまうため、正子の遺品はわずか数点が残されているだけであるが、展示室には、小川正子の年譜や胸像、短歌のほか、自筆の日記などがある。また「小川正子の墓」は、春日居町の佛念寺の一隅にある（写真三－四九）。墓碑の裏には、生

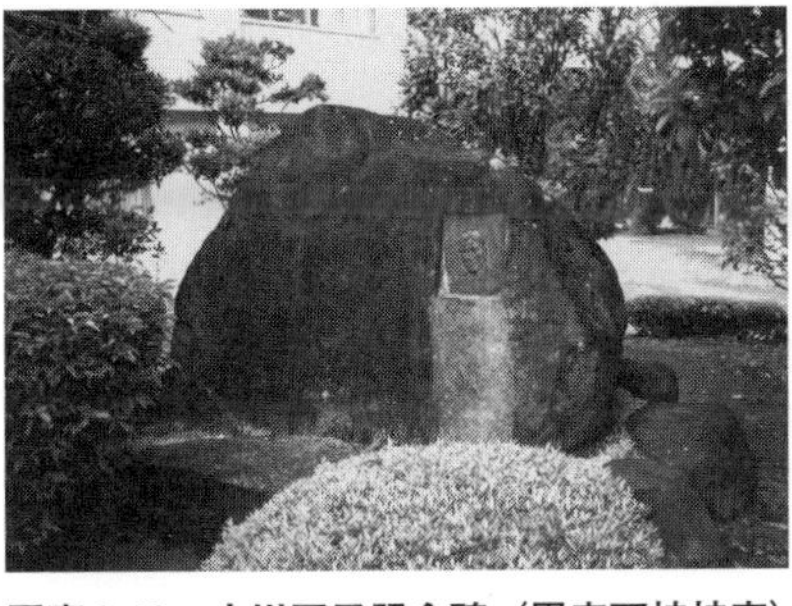

写真3-48　小川正子記念碑（甲府西校校庭）
山梨県甲府市下飯田４－１－１

前小川正子の好きだった言葉が刻まれている。

「生きてゆく日に愛と正義の十字路に立たば必ず愛の道に就け」

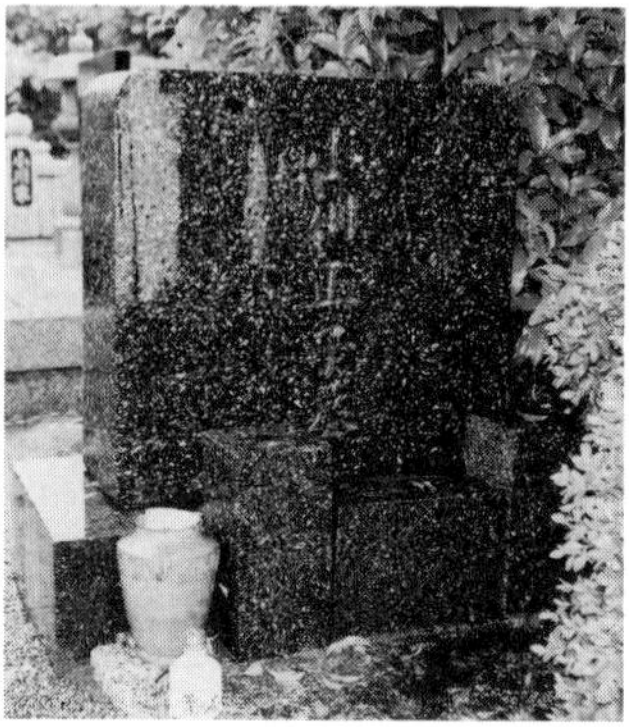

写真 3-49　小川正子の墓（佛念寺）
山梨県笛吹市春日居町桑戸 296

国立ハンセン病資料館（東京都東村山市）

「癩予防法」による隔離政策などにより、ハンセン病は人々の間に「怖い病気」として定着してしまった。一方、入所者たちは、自分たちは犯罪者ではなく病人であり、もうすぐ治るはずだ、このような状況は改善されるべきだと考え、一九五一（昭和二六）年、全国国立らい療養所患者協議会（全患協）をつくり、法の改正を政府に要求していくが、一九五三（昭和二八）年、患者たちの猛反対を押し切って「らい予防法」が成立した。「強制隔離」「懲戒検

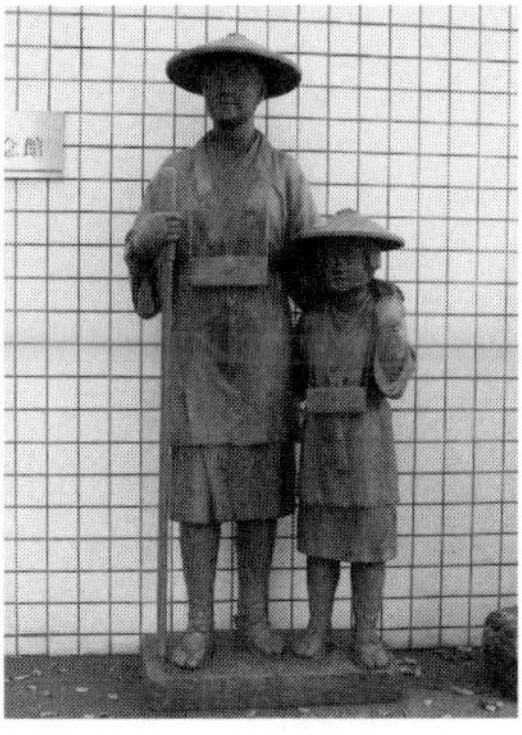

写真 3-50　母娘遍路像
（国立ハンセン病資料館）

束権」などはそのまま残った、患者の働くことの禁止、療養所入所者の外出禁止などを規定した、この法律の存在が、世間のハンセン病に対する偏見や差別をより一層助長したといわれ、患者はもとよりその家族も結婚や就職を拒まれるなど、大変な苦労を強いられた（写真三－五〇）。

一九九六（平成八）年になって「らい予防法」は廃止されるが、入所者は、すでにみな高齢になっており、後遺症による重い身体障害を持っている人もいる。また、未だに社会における偏見、差別が残っていることなどもあって、療養所の外で暮らすことに不安があり、安心して退所することができない人もいる。

二〇一一（平成二三）年三月一一日に発生した東日本大震災と、それに伴う東京電力福島第一原子力発電所における原子力事故が発生した。福島県南相馬内から関東近県の親類宅に避難した小学生の兄弟が、「放射能がうつる」などの差別的言動を地元の子どもたちから受け福島市内に再避難した報道があった。社会的弱者に対する偏見、差別をなくすために、ハンセン病の歴史から学べることは数多く、国立ハンセン病資料館に系統的に展示されている（写真三－五一）。

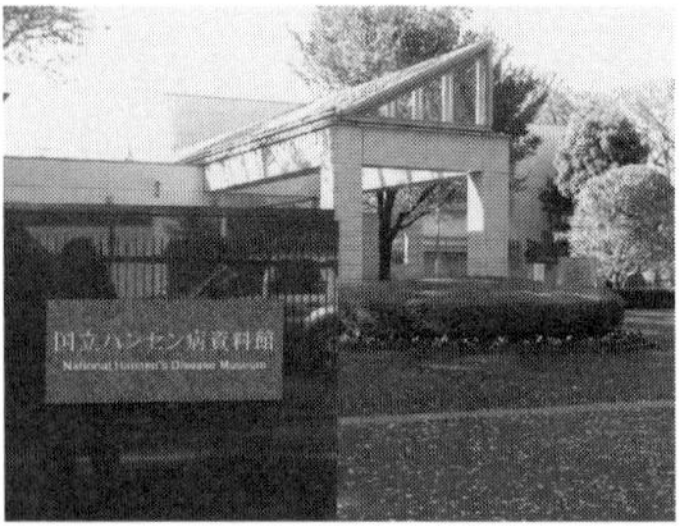

写真 3-51　国立ハンセン病資料館
東京都東村山市青葉町 4 － 1 － 13

重監房跡（群馬県草津町）

ハンセン病隔離政策の中で、多くの患者が入所を強制されたこともあり、患者の逃亡や反抗も頻繁に起きた。このため、各ハンセン病療養所には、戦前に監禁所（菊池恵楓園の監禁室（一五九頁））が作られ「監房」と呼ばれていた。群馬県草津町にある国立療養所栗生楽泉園の敷地内にかつてあった「特別病室」とは名ばかりで、実際には治療は行われず、「患者を重罰に処すための監房」として一九三八（昭和一三）～一九四七（昭和二二）年の間、九年にわたって運用されていた。特に反抗的とされた患者が送り込まれ、九年間で延べ九三名が入室と称して収監され、そのうち二三名が苛酷な環境で死亡したといわれている。

六〇年以上を経た現在、この建物は基礎部分を残すのみで、二〇一三（平成二五）年に発掘調査が行われ、複数の貴重な遺物が出土し、「重監房資料館」に展示されている。

一九四七（昭和二二）年、国立療養所栗生楽泉園の患者代表がまとめた資料「栗生楽泉園特別病室真相報告」に収監者のリストがあり、名前や収監日数等が記されている。監房への収監は、各療養所長の判断で行われていた。これはハンセン病療養所の所長に所内の秩序維持を目的とする「懲戒検束権」という患者を処罰する権限が与えられていたからである。正式な裁判によるものではなく、収監された患者の人権は完全に無視され、もっぱら療養所職員の判断によって重監房への収監が行われた。

「病気を忌む」という言葉は、病気そのものを嫌うことで、「病気を患った人を嫌う」ことではない。しかし「強制隔離」という国の誤った政策によって、ハンセン病を患った人々は、世間からまるで「その人が病気そのもの」であるかのように忌み嫌われるようになってしまった。

発掘調査の出土物は、汲み取り式便所の跡から多くの生活道具が出てきた。「重監房資料館」に、扉の南京錠などと一緒に、木製の弁当箱やはしが展示されているが、身体の一部というべき「めがね（セルロイド製のめがねフレー

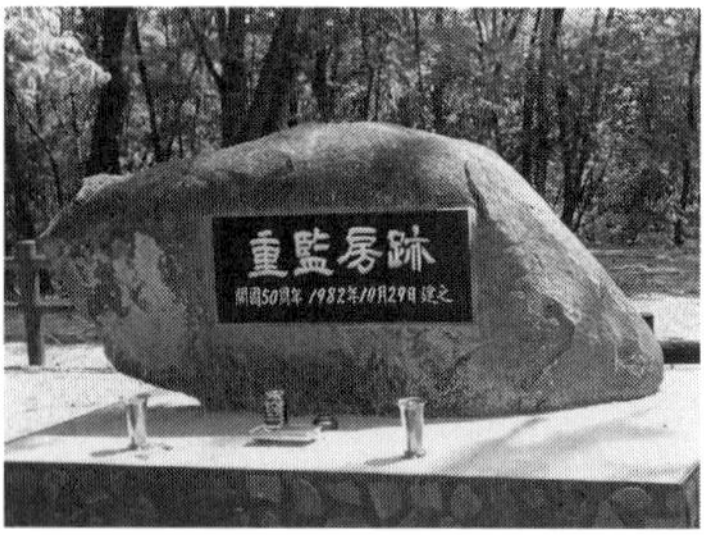

写真 3-52　重監房（特別病室）の遺構（栗生楽泉園）
群馬県吾妻郡草津町大字草津乙 647

ム）」が出土した意味は大きい。死亡した収容者の遺品を捨てたのか。人を人と思わない悲劇が再び繰り返されないように、残された負の遺産を後世に伝え、人の命の大切さと人権尊重の精神を語り継ぐことの必要性を重監房の遺構は教えている（写真三－五二）。

●参考資料

（1）熊本日日新聞社編『検証・ハンセン病史』、河出書房新社、二〇〇四。
（2）青山陽子『病の共同体―ハンセン病療養所における患者文化の生成と変容』、新曜社、二〇一四。
（3）国立ハンセン病資料館編『想いでできた土地―多磨全生園の記憶・くらし・望みをめぐる』、国立ハンセン病資料館、二〇一三。
（4）小川正子『新装　小島の春―ある女医の手記』、長崎出版、一九八一。
（5）小川正子記念館、春日居町郷土館編『名誉町民小川正子女史生誕一〇〇周年記念　悲しき病世に無からしめ―ハンセン病患者救済に尽くした女医小川正子の生涯』、小川正子記念館、二〇〇二。
（6）国立ハンセン病資料館編『「全生病院」を歩く―写された20世紀前半の療養所―』、国立ハンセン病資料館、二〇一〇。

第四章　医療と福祉の萌芽

長崎は、わが国における西洋医学発祥の地でもあり、ポンペは、幕府の医官松本良順の助力を得て、医学伝習所で近代医学を講じた。今日、健康の保護増進の意味で広く用いられている「衛生」の語がわが国で普及し定着したのは、大坂（当時）の適塾で福沢諭吉とともに学んだ長与専斎の業績に追う。長与専斎こそ、わが国の医療・衛生、および福祉体制を確立した人物である。

松本良順（神奈川県大磯町）

松本良順（一八三二〜一九〇七年）は、佐倉順天堂の始祖、蘭医佐藤泰然（一八〇四〜一八七二年）の次男として生まれ、蘭医学を学んだ。一八五〇（嘉永三）年に泰然と親しかった幕府寄合医師松本良甫の養子となる。一八五七（安政四）年、幕府の依頼で長崎に赴き、わが国で初めての西洋医学教育を行ったオランダ海軍軍医ポンペの右腕となった。一八六二（文久二）年ポンペの長崎離任後江戸に戻り、一八六三（文久三）年に病死した緒方洪庵の後任として西洋医学所頭取を務めた。良順は医学校で兵書を読む学生が多いのに憤慨して医学書のみを読むべしと兵書と文法書講読の禁令を出したところ、煮えたぎる攘夷熱に冒された医学生のごうごうたる非難を受けたという。前頭取の緒方洪庵の学風は蘭学を広い分野に応用することを認め、大村益次郎（一八二四〜一八六九年）、福沢諭吉（一八三五〜一九〇一年）などの多彩な人々を輩出したが、良順そして順天堂の学風は医業専一であって、佐藤尚中《たかなか》（一八二七〜一八八二年）、関寛斎（一八三〇〜一九一二年）のような医人が育った。

江戸城開城とともに、数人の西洋医学所の弟子たちを引き連れ、軍医として会津藩側に加わった。会津攻めの官軍では、義理の甥佐藤進（一八四五〜一九二一年）や、佐倉順天堂、長崎医学校の教え子の関寛斎が野戦病院長をしていた。会津城陥落後横浜で縛につき、許されて一時は早稲田で西洋式病院を開業したが、一八七一（明治四）年、山県有朋（一八三八〜一九二二年）の請いにより陸軍軍医監に就任し、日本陸軍の医療体系の確立に貢献した。

軍医学は公衆衛生的な考えを基盤にしていたので、牛乳の飲用、海水浴の奨励などの民間への指導が行われた。良順によって開かれた日本最初の海水浴場である大磯照ケ崎に記念碑がある。一九〇七（明治四〇）年三月一二日大磯で没し、大磯町の妙大寺に改名した松本順の墓がある（写真四－一）。

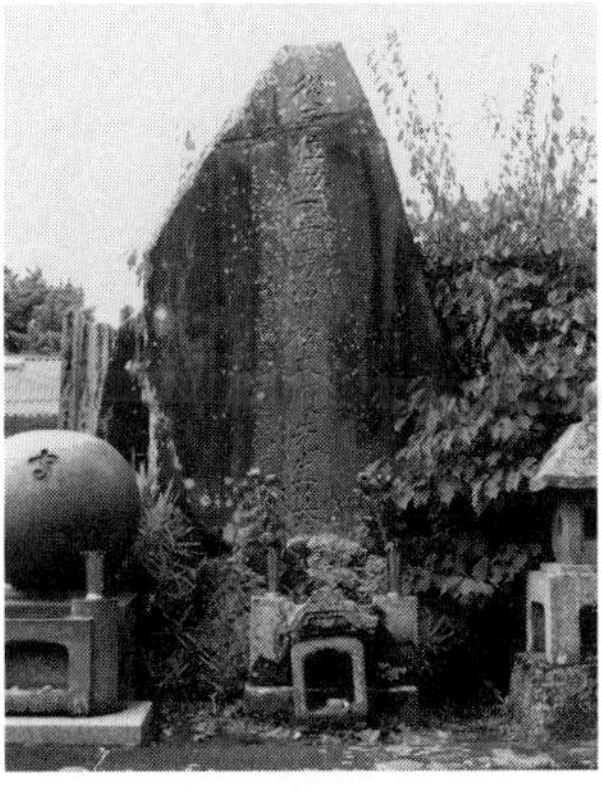

写真 4-1　松本順墓（妙大寺）
神奈川県中郡大磯町東小磯 19

長与専斎（神奈川県鎌倉市／東京都港区）

長与専斎（一八三八～一九〇二年）は、一八五四（嘉永七）年、大坂（当時）の適塾に入った。ところが適塾は元来医家の塾とはいえ、実際のところ蘭書解読の研究所であった。生徒たちの中には医師だけでなく、兵学家や砲術家もおり、当時蘭学を志す者は、皆この塾に来て研鑽を重ねるという状況であった。

一八五九（安政六）年、専斎は洪庵の許しを得て長崎の医学伝習所に入った。長崎でポンペの「健康に関する医学課目（公衆衛生学）」の講義を受け、「人間を悩ます病気の大半は衛生学の規則を閑却することが原因であるということ」を理解し、維新後欧米の視察を踏まえて、医制の刷新、伝染病予防、上下水道の改良などに貢献した。さらに彼の人格の一部となった衛生観はおもに海外視察によって培われたものであった。

海外の医事制度視察のため岩倉具視（一八二五～一八八三年）一行に随行し、帰国後は、文部省医務局にあって医制略則を改訂した。一八七五（明治八）年、文部省医務局は内務省第七局に移管されてのち衛生局となる。

専斎は、内務省衛生局長となって以後、地方衛生課創設への道を開くが、コレラの流行した一八七九（明治一二）年八月、コレラ病予防規則を制定、翌八〇年には改めて伝染病予防法規則を布告した。この伝染病はコレラ、腸チフス、赤痢、ジフテリア、発疹チフス、疱瘡の六病を指す。

一方、専斎が岩倉使節団に加わって欧米視察を行った際、それら先進各国においては単なる治療医学のみにとどまらない、国民一般の健康保護に関する行政組織のあることを知って感動した。専斎は民衆の健康保持のため、各地で然るべき所を選んでそこに海水浴場を開くことを勧めた。わが国における海水浴については、前項の松本順（良順の改名）が主な提唱者として知られるが、専斎もまた提唱したのである。専斎が開設に導くのに成功した海水浴場として、伊勢二見浦（三重県度会郡二見町）と鎌倉（鎌倉市）由比ヶ浜の二か所が知られている。

鎌倉に海水浴場を開いた専斎は、いまひとつその地に大きな足跡を残している。それは同じ由比ヶ浜に、鎌倉海浜院というケアハウス（保養院）を建てたことである。専斎の理想主義が現実と噛み合わず、これは失敗した。しかし時期尚早と言われるが、こうしたケアハウスを作ったこと自体、わが国の医療・福祉事業史上注目すべきものであった。

その後も、専斎は引き続き「万年局長」として勤務し、合計二三年間もの長期にわたって衛生行政を担当した。この間、専斎は絶えず医制の充実を図り、一八九一（明治二四）年、局長の任を離れてからは前年創立の中央衛生会の育成に励み、日本医学会の発起人になるなど、医療の進歩に貢献し続けていたが、一九〇三（明治三六）年九月八日病没した。

こうしたわが国最初のケアハウスを鎌倉に開設した専斎の功績を顕彰するため、鎌倉大仏で知られる高徳院の境内に大正八年紀功碑が建立されている（写真四－二）。専斎の墓は青山霊園にある（写真四－三）。

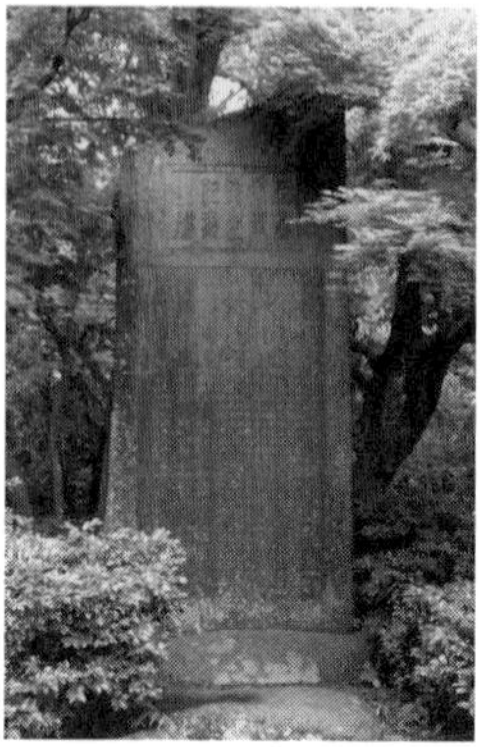

写真 4-2　松香長与先生紀功之碑（高徳院（鎌倉大仏））
神奈川県鎌倉市長谷 4 － 2 － 28

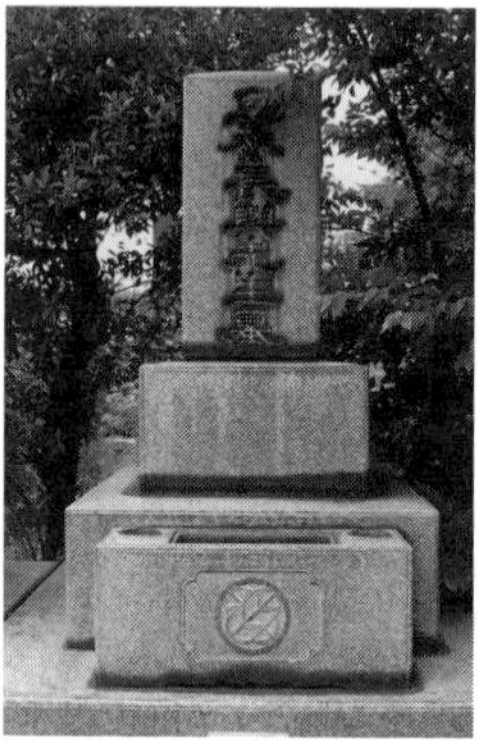

写真 4-3　長与専斎墓（青山霊園）
東京都港区南青山 2 － 32 － 2

後藤新平（岩手県奥州市／東京都港区）

明治、大正、昭和にわたって活躍した後藤新平（一八五七〜一九二九年）は、医師というより政治家としての功績が大きく、関東大震災から東京を復興させた。「国家の医師」とも言われる所以である。

新平は、一八五七（安政四）年、現在の岩手県奥州市水沢で水沢藩士の家に生まれる。水沢藩などの奥州越列藩同盟が戊辰戦争で薩長を中心とした官軍に敗れると、後藤家も「朝敵」の汚名を着せられ平民に落とされる。新平の家は貧しかったが、不遇な境遇で育ったことで、新平は勤勉努力して困難を克服することを学んでいった。その後、須賀川医学校で学び、医師となった新平は、二四歳で愛知県病院長となる。

「個々の病人をなおすより、国をなおす医者になりたい」と、一八八三（明治一六）年、内務省衛生局に入る。新平が著書『国家衛生原理』の中で唱えた「国家は生命体である」という考えは、新平の変わらぬ哲学だった。もしも国が病にかかったら治す手立てを講じなければならないし、国が生命体である以上、その「血管」である道路網や鉄道網、それに下水道の整備も不可欠だ。新平は早くから「予防医学」の重要性を理解し、下水道整備をライフワークとして、乳児死亡率の減少に寄与したともいわれる。

一九二〇（大正九）年には汚職で疲弊しきっていた東京市の市長となる。そのような中、一九二三（大正一二）年に関東大震災が起こる。新平は、山本権兵衛（一八五二〜一九三三年）内閣のもとで、帝都復興院総裁として震災後の復興にあたり、帝都建設に着手する。新平の帝都建設の狙いは、江戸の歴史をひきずってきた非近代的都市を「燃えない近代都市」に造り変えることにあった。「民」代表の渋沢栄一（一八四〇〜一九三一年）も、「大東京の再造には、武門政治的（軍事的）な都市でなく、商業本位の都市にしたい」と新平を全面的に後押しした。それは焼土を全て買い上げたうえ、そこに全面的な「区画整理」をほどこし、広い街路や公園や不燃の建造物を建設するというものだった。

いまだ記憶に新しい「三・一一」東日本大震災で不幸だったのは、天災と人災とが重なったことである。さらに残念なのは、関東大震災の時のような斬新な復興計画が国からも地方からも提案されず、それを実行する「自ら泥を被る」リーダーが現れなかったことであろう。鉄道院総裁や東京市長時代を含め、後藤新平の生涯は、奥州市立後藤新平記念館の展示に詳しい。いま後藤新平という人物に、時代のスポットライトが当たろうとしている。（写真四－四）。

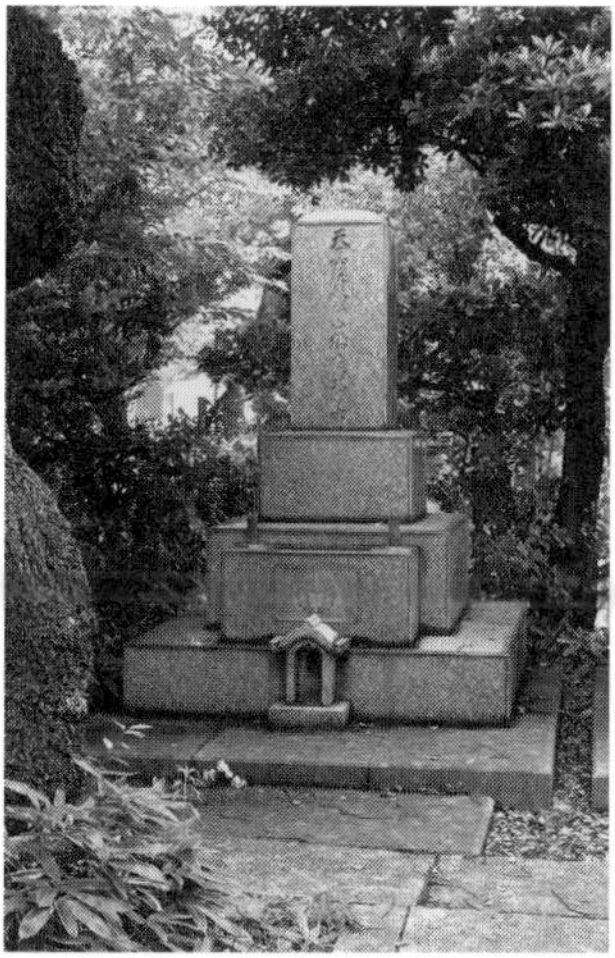

写真 4-4　後藤新平墓（青山霊園）
東京都港区南青山 2 － 32 － 2

伊古田純道（埼玉県秩父市／飯能市）

一八五二（嘉永五）年四月二五日、武州秩父郡我野村正丸（現埼玉県飯能市正丸）の山中で、一つの手術が行われた。同地の妊婦本橋み登（三二歳）が逆児の難産で苦しみ、胎児はすでに産婦の胎内で死亡している。このままでは母体の死も避けられない。窮余の策として、わが国最初の帝王切開術が実施された。

施術者は秩父郡大宮郷（現秩父市）の医師伊古田純道（一八〇二～一八八六年）と地元南川（現飯能市大字南川）の医師岡部均平（一八一五～一八九五年）の両名であった。この日に彼等が行った手術が帝王切開であり、窮余の策として行われたものの手術は見事に成功し、産婦の一命を取り留めている。術前に患者の親族へ手術の説明がなされ、患家もよく医師を信頼して承諾し、この歴史的手術が決行された。妊婦は術後、化膿性腹膜炎を併発し、経過は必ずしも順調ではなかったが、五五日でようやく全治している。その間、医師、患者家族の手厚い看護はもとより、患者自身も苦しい闘病生活に耐え八八歳の長寿を完うした。この症例は、今日、「わが国最初の帝王切開例」として、諸家によって報告されている。

伊古田純道の生家に近い秩父市太田の太田小学校前には、純道らの壮挙をたたえて、一九四一（昭和一六）年に「始祖帝王截開術　伊古田純道翁」の頌徳碑《しょうとくひ》が建てられた。碑文には、純道は二三歳の時、比企郡番匠村（都幾川村）の産婦人科医であった小室元長の門に入り、オランダ医術を修めた。その後江戸・長崎などで医学や和漢蘭を学び、帰郷して大宮郷（秩父市）に開業したとある（写真四－五）。

秩父山中で行われたこの画期的手術の成功を顕彰するため、日本医史学会、日本産科婦人科学会、埼玉県医師会の主催で記念会が結成され、多くの学会や団体の後援と協賛を得、一般からも広く募金が寄せられて、「本邦帝王切開術発祥の地」記念碑が建てられた。建

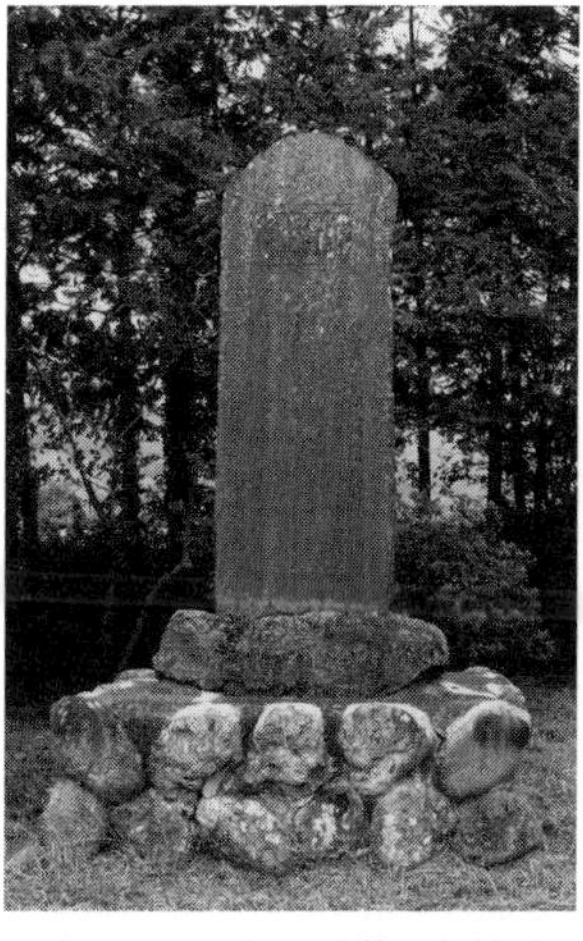

写真 4-5　伊古田純道の頌徳碑
（埼玉県秩父市太田小学校前）
埼玉県秩父市太田 1661

碑の場所は、手術が行われた患家、本橋家（飯能市坂本）の敷地内で、飯能市と秩父市を結ぶ国道二九九号の道路沿いにある（写真四－六）。

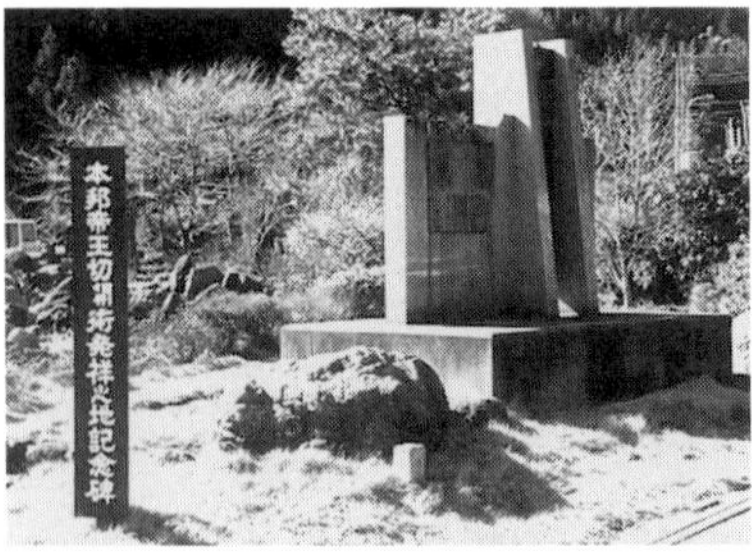

写真 4-6　本邦帝王切開術発祥之地記念碑
埼玉県飯能市坂元

荻野吟子（埼玉県熊谷市／北海道せたな町／東京都豊島区）

荻野吟子（一八五一〜一九一三年）は、一八五一（嘉永四）年三月三日武蔵国播羅郡俵瀬《たわらせ》村（現在の埼玉県熊谷市）の旧家荻野家の五女として生まれた。荻野家は代々庄屋をつとめてきた家柄で苗字帯刀を許されており、恵まれた環境の中で吟子は成長した。一七歳になった吟子は財産家の長男と結婚したが、夫に性病を移され二年後には離婚。その後の治療で男性医師により診療を受けた羞恥屈辱感は吟子にとって耐え難く、このことがきっかけで女性差別の時代に艱難辛苦して日本の女医第一号となったことは、渡辺淳一の小説『花埋み』に詳しい。

埼玉県妻沼町の利根川堤防沿いの荻野吟子生誕之地記念公園内に「史跡荻野吟子生誕之地」記念碑がある（写真四－七）。

二二歳になった吟子は周囲の反対を押し切り上京、女医を目指した。しかし、明治前期の封建

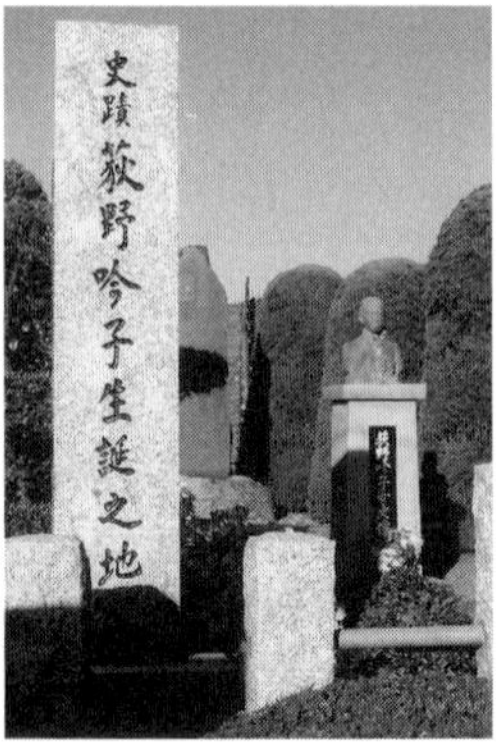

写真 4-7　荻野吟子生誕地の碑（荻野吟子誕生之地史跡公園）
埼玉県熊谷市俵瀬 581

的社会では女性が医師になることは至難の業であった。井上塾入門、ひたすら学問に励み続け東京師範学校を卒業、私立医学校「好寿院」への入学が認められた。

好寿院には、男物の袴に高下駄を履いた吟子の姿があった。そして三年後に卒業、しかし医術開業試験に合格しなければ医師になることはできない。古代日本の女医らしき者の存在を調査した国学者の井上頼圀《よりくに》（一八三九～一九一四年）（井上塾創立者）は、調査資料と共に衛生局局長への紹介状を提出した。吟子は石黒忠悳《ただのり》（一八四五～一九四一年）とともに長与専斎衛生局局長と面会するが、女は困る！と一蹴されてしまう。それでも懸命な説得が続き、やがて衛生局局長は吟子と支援者の熱意に打たれ、医術開業試験への道は開かれ、本郷湯島三組町に念願の「産婦人科　荻野医院」を開業した。一八八五（明治一八）年吟子三四歳、日本で初めての女医が誕生した。開業医受験願い提出から二年もの時が過ぎていた。

開業当初は女医に対する偏見もあったが、やがて荻野医院は下駄をぬぐ所もないくらいに繁盛した。その後手狭になった荻野医院は下谷西黒門町に移転、吟子は開業医のかたわらキリスト教婦人会をはじめ明治女学院の生理衛生担当など各界で幅広く活動した。キリスト教活動で知り合った志方之善《ゆきよし》との再婚で吟子に転機が訪れる。またしても結婚が吟子の人生を大きく変えてしまう。志方はキリスト教徒の理想郷を夢見て北海道に渡り、吟子は七年続けた荻野医院を休業して明治女学校の舎監となる。それから二年後の一八九四（明治二七）年、志方を追って北海道へ旅立つ。

北海道に渡った吟子は、志方が暮らすインマヌエル（今金町神丘）に移り住み、吟子を含め一○名の教徒たちは理想郷を夢見て死力を尽くして開墾するが、教徒間にさまざまな紛争が持ち上がり開拓を断念する。志方は鉱山開設のため吟子とともに国縫に転居、半年後に志方は布教活動を続けるため利別（今金町）へ、吟子は生計を立てるため瀬棚会津町（現在の瀬棚区本町）に移り住み「荻野医院」を開業する。一八九七（明治

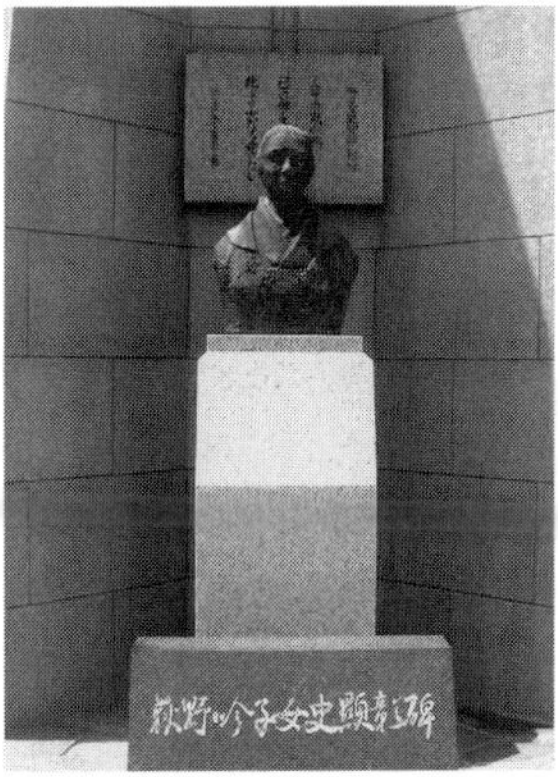

写真 4-8　荻野吟子顕彰碑（荻野吟子公園）
北海道久遠郡せたな町瀬棚区本町

三〇）年吟子四六歳、最果ての地で再び開業医の生活が始まった（写真四－八）。

志方が肺炎でこの世を去って三年後の一九〇八（明治四一）年、孤独な身となった吟子は姉の勧めに従い理想郷を夢見て訪れた北海道を離れる。晩年の吟子は本所区新小梅町の閑静な場所に身を落ちつけ、医院を続けた。一九一三（大正二）年三月二三日、荻野吟子は肋膜炎を発病して病床に臥し、六月二三日、六二年の波乱の人生に幕を降ろす（写真四－九、写真四－一〇）。

女性差別の時代にあり艱難辛苦して日本の女医第一号となるとともに、女性の地位向上や衛生知識の向上に大きな貢献をした偉人の一人である。

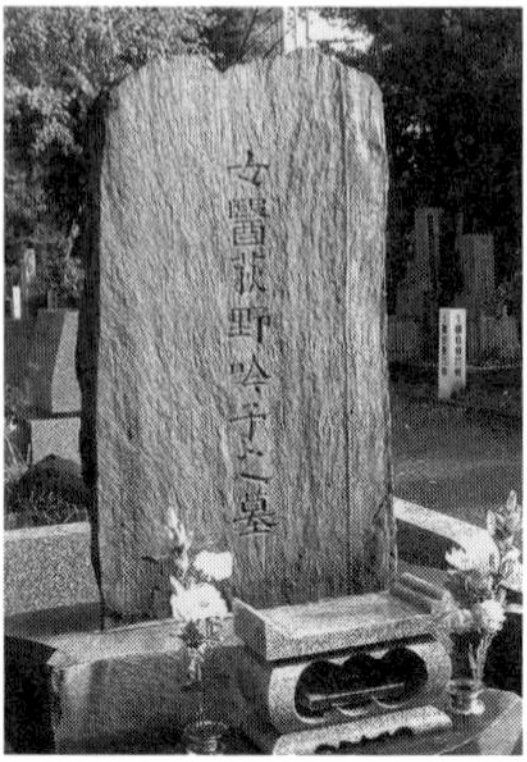

写真 4-9　荻野吟子の墓
（雑司ヶ谷霊園）
東京都豊島区南池袋 4 － 25

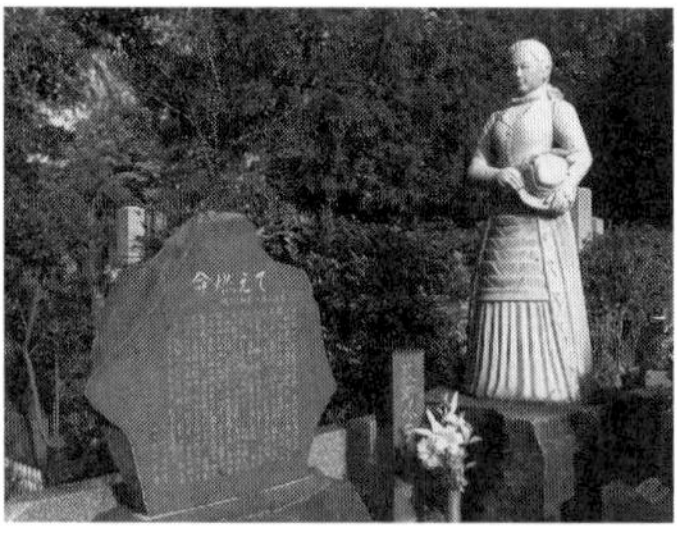

写真 4-10　荻野吟子記念碑「命燃えて」
（雑司ヶ谷霊園）

佐野常民（佐賀県佐賀市／東京都港区）

新年を迎えた時、多くの人は家族の健康と幸せ、そして世界の平和を願われると思う。一度戦争が起きれば、人々は敵味方に分かれて傷つけ、憎しみ合い、お互いの生命と生活が踏みにじられる。赤十字の創設者、アンリー・デュナン（Jean Henri Dunant、一八二八〜一九一〇年）が一八五九年、イタリア・ソルフェリーノの戦いで敵味方の区別なく戦争によって傷ついた兵士を助けてから一五〇年。二〇〇九年は「赤十字思想誕生一五〇周年」でもあったが、わが国でも、一八七七（明治一〇）年の西南戦争に際し、敵味方の区別なく負傷者を救護する「博愛社」を設立した佐野常民（一八二三〜一九〇二年）がいた。

アンリー・デュナンは、「傷ついた兵士はもはや兵士ではない、人間である。人間同士としてその尊い生命は救われなければならない」との信念のもとに救護活動を行った。一八六七（慶応三）年のパリ万国博覧会に、佐賀藩の代表で参加した常民は、白地に赤い十字形の標章を掲げたパビリオンを見て心に期するものがあった。一八七三（明治六）年のウィーン万国博覧会にも参加した常民は帰国後に、日本でも赤十字の組織が必要なことを陸軍省へ提案した。常民の想いは、「人々は文明開化の象徴として、法律の完備や機械の発達を挙げるが、私は赤十字のような人道的国際組織の発展こそ、文明進歩の証拠と考えたのである」の言葉に凝集されている。

幕末から明治の時代を背景に、医療だけでなく、政治・産業・科学・芸術の分野で先進的な活動を展開した常民の足跡は、「佐野常民記念館」（写真四‐一一）で見ることができ、墓は都内青山霊園（写真四‐一二）にある。

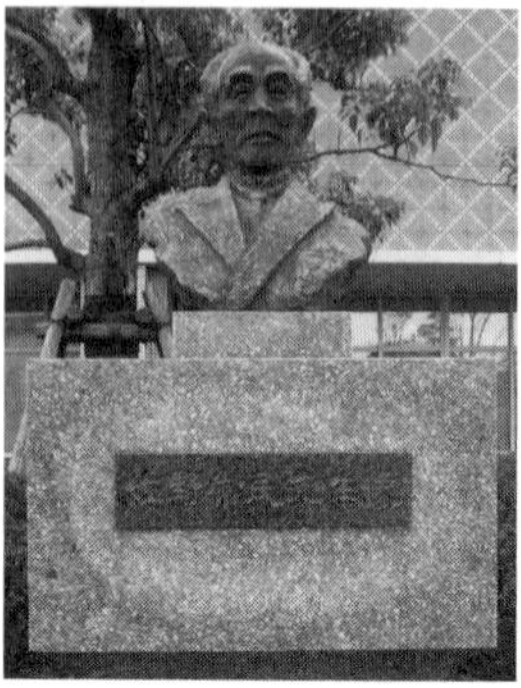

写真 4-11　佐野常民先生像（佐野常民記念館）
佐賀県佐賀市川副町大字早津江津 446 − 1

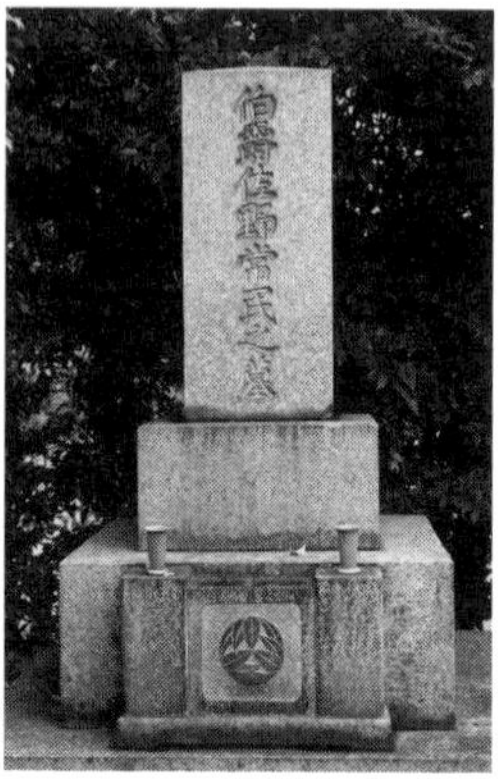

写真 4-12　佐野常民の墓（青山霊園）
東京都港区南青山 2 − 32 − 2

博愛社創立と日本赤十字社（熊本県熊本市）

一八七七（明治一〇）年二月に始まった西南戦争の凄惨な戦闘の様子が佐野常民のもとにも伝わる。人命尊重の精神とヨーロッパで出会った赤十字の理念を忘れなかった常民は、救護組織の必要性を唱え、「博愛社設立嘆願書」を政府に提出する。博愛社の団体名は、中国古典の「博愛之謂仁義」からとり、五つの社則の中で第四条の「敵の傷者も差別なく救う」という設立の趣旨が、当時の政府に受け入れられなかった。常民は戦場となった熊本に出向き、政府軍の総指揮官有栖川宮熾仁親王に直接嘆願し、ついにはその熱意により、同年五月三日に許可を得ることができた。有栖川総督の御宿所に充てられていた洋学校教師館（写真四－一三）には、「博愛社設立許可の図」（写真四－一四）が展示されていた。

万一、外国との戦いの場合には、諸外国に承認された組織でなければ、救護作業も各種の危険や障害が起こることが想定され、救護の目的を達することができない。そこで、常民は、日本政府がジュネーブ条約に加盟して、国際赤十字に加盟する運動を続け、一八八七（明治二〇）年に、日本赤十字社と改称された。常民が日本赤十字社初代社長に就任した翌一八八八（明治二一）年七月、会津磐梯山が突然噴火して多数の犠牲者が出た。急遽、救護員を派遣したのが、日本赤十字社の平時における災害活動の始まりであった。

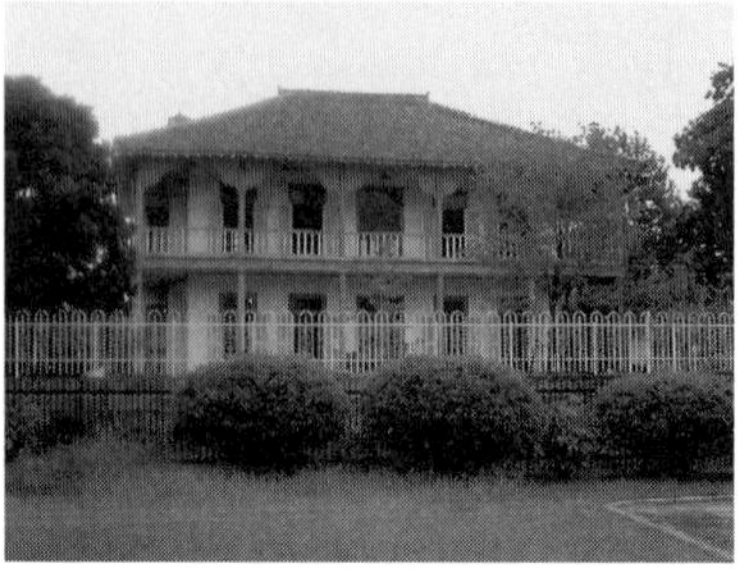

写真 4-13　熊本洋学校教師ジェーンズ邸
熊本県熊本市中央区水前寺公園 22 − 16
※ジェーンズ邸は、2016 年 4 月 14 日と 16 日に発生した地震の影響により倒壊してしまいました。この地震により被害に遭われた方々に、心よりお見舞い申し上げます。

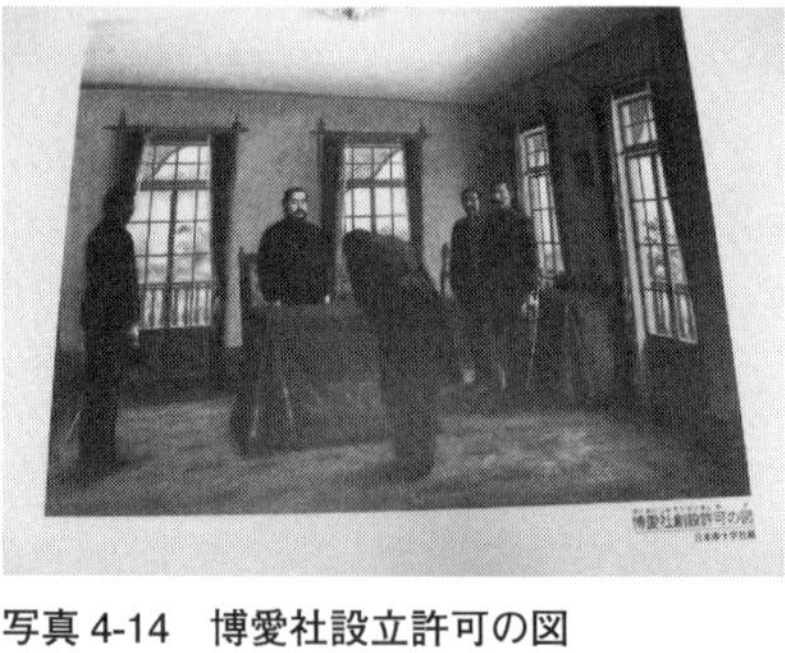

写真 4-14　博愛社設立許可の図
ジェーンズ邸の展示を著者撮影（2005 年 8 月）

華岡青洲（和歌山県紀の川市）

華岡青洲（一七六〇〜一八三五年）は、江戸時代の外科医で、内科も外科も共に生体の理を究めるべきであるという趣旨の「内外合一活物窮理《ないがいごういつかつぶつきゅうり》」を主張し、民間療法まで採用して和漢蘭折衷の医方を実践した。そして全身麻酔による乳がん手術の成功は、世界最初の快挙として記録されている。

青洲は、手術での患者の苦しみを和らげ、人の命を救いたいと考え、麻酔薬の開発を始める。研究を重ねた結果、曼陀羅華《まんだらげ》の実（チョウセンアサガオ）、草烏頭《そううず》（トリカブト）を主成分とした六種類の薬草に麻酔効果があることを発見した。

曼陀羅華の作用は主成分ヒヨスチアミン（アトロピン）によるもので、副交感神経を強く抑制し、中枢神経を興奮させたあと抑制をもたらす。薬物の効果を検討するために動物実験を重ね

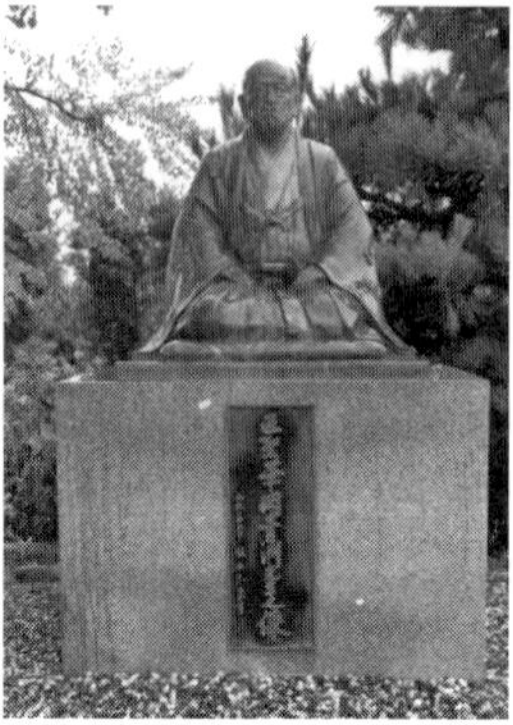

写真 4-15　華岡青洲座像
（青洲の里）
和歌山県紀の川市西野山 473

たとも伝えられるが、ネズミ、ウサギ、イヌなどに投与した時、種差によって効果が大きく異なるのは明白で、麻酔薬の完成まではこぎつけたがヒトによる臨床試験が必須であり、人体投与を目前にして行き詰まる。実母の於継《おつぐ》と妻の加恵《かえ》がボランティアになることを申し出て、数回にわたる投与試験の末、於継の死、加恵の失明という大きな犠牲の上に、全身麻酔薬「通仙散」（別名：麻沸散《まふつさん》）を完成させる。青洲は通仙散による麻酔下で、乳がんだけでも一五三症例の手術を実施したとの記録が残る。

青洲が通仙散を完成する過程の労苦は、和歌山県出身の小説家である有吉佐和子によって、小説『華岡青洲の妻』が一九六六（昭和四一）年に出版されベストセラーとなる。この小説により医学関係者の中で知られるだけであった青洲の名前が一般に認知されることとなる。

青洲が（記録に残っている限りでは）世界で初めて全身麻酔下での乳がんの手術に成功したのは、一八〇四（文化元）年一〇月一三日のことであり、アメリカのウィリアム・モートン

（Willam Thomas Green Morton、一八一九～一八六八年）がエーテル麻酔の公開実験を行った一八四六年よりおよそ四〇年も先駆けている。

全身麻酔手術の成功を機に、華岡青洲の名は全国に知れ渡り、手術を希望する患者や入門を希望する者が殺到した。青洲は全国から集まってきた彼ら門下生たちの育成にも力を注ぎ、医塾「春林軒《しゅんりんけん》」を設け、生涯に一〇〇〇人を超える門下生を育てた。

春林軒は、一九九八（平成九）年に建築当時の場所に復元され、住居、診察室、手術室、講義に使われた主屋などが備わっており、青洲の偉業を顕彰する「青洲の里」の中心施設になっている（写真四－一五）。

青洲の功績は、一九五四（昭和二九）年に世界外科医学会で取り上げられ、米国シカゴにある、人類の福祉と世界外科医学会に貢献した偉人を顕彰する国際外科医学博物館に展示されている。（写真四－一六）。

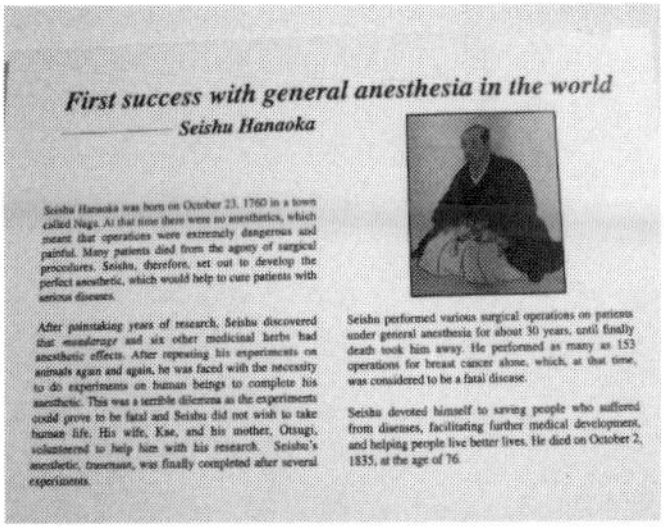

写真 4-16　華岡青洲パネル
シカゴ国際外科医学博物館の展示を著者撮影（2015 年 11 月）

小川笙船（東京都文京区／豊島区）

小川笙船《しょうせん》（一六七二〜一七六〇年）は、江戸時代の町医者で「赤ひげ先生」の愛称で知られる。一七二二（享保七）年一月、目安箱に江戸の貧困者や身寄りのない者のための施薬院を設置することを求める意見書を投書した。それを見た徳川吉宗（一六八四〜一七五一年）は、南町奉行・大岡忠相（一六七七〜一七五二年）に養生所設立の検討を命じ、同年一二月、小石川御薬園内に養生所が設立され、笙船は肝煎に就任した。現在の、小石川植物園に「旧養生所の井戸」が残ってい

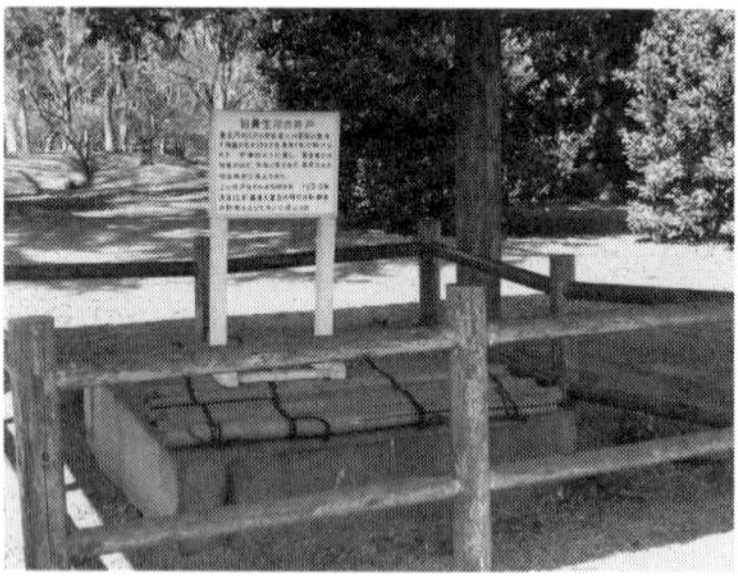

写真 4-17　旧養生所の井戸（小石川植物園）
東京都文京区白山３－７－１

る（写真四－一七）。

雑司ヶ谷霊園は、江戸時代の御鷹方御屋敷跡であり、一八七四（明治七）年に雑司ヶ谷墓地として開設された。その後、一八八九（明治二二）年に東京市に移管され、一九三五（昭和一〇）年に名称を雑司ヶ谷霊園と改められ、現在に至っている。

夏目漱石（一八六七〜一九一六年）、永井荷風（一八七九〜一九五九年）、泉鏡花（一八七三〜一九三九年）、小泉八雲（一八五〇〜一九〇四年）、竹久夢二（一八八四〜一九三四年）らの多数の文化人の墓碑が散在する。荻野吟子の墓に近い一種五号に小川笙船の墓もあり、当時としては珍しい「家族之墓」と刻されている（写真四－一八）。

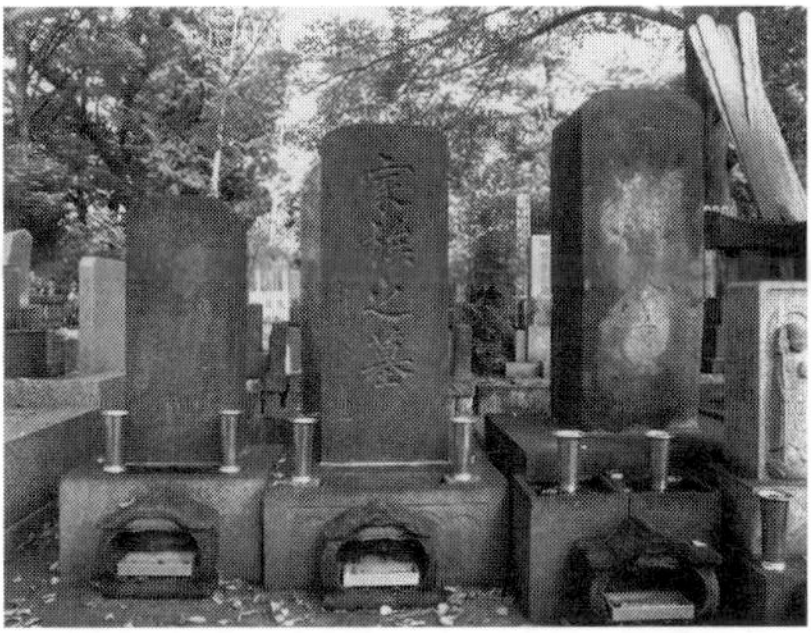

写真 4-18　小川笙船の墓（雑司ヶ谷霊園）
東京都豊島区南池袋 4 － 25

●参考資料

(1)吉村　昭『暁の旅人』(講談社文庫)、講談社、二〇〇八。
(2)外山幹夫『医療福祉の祖 長与専斎』、思文閣出版、二〇〇二。
(3)司馬遼太郎『胡蝶の夢』(新潮文庫)、新潮社、一九八三。
(4)吉良枝郎『幕末から廃藩置県までの西洋医学』、築地書館、二〇〇五。
(5)秦　郁彦『幕末から平成まで　病気の日本近代史』、文藝春秋、二〇一一、一一三頁。
(6)新村　拓『健康の社会史』、法政大学出版局、二〇〇六、七－八頁。
(7)日本医師会編、酒井シヅ監修『医界風土記―関東・甲信越編』、思文閣出版、一九九四。
(8)立川昭二『明治医事往来』、新潮社、一九八六。
(9)渡辺淳一『渡辺淳一作品集第一巻　花埋み』、文藝春秋、一九八〇。
(10)佐野常民記念館編『佐野常民記念館図録』、佐野常民記念館、二〇〇四。
(11)佐野常民と三重津海軍所跡の歴史館、https://sano-mietsu-historymuseum.city.saga.lg.jp/
(12)鈴木昶『日本医科列伝』、大修館書店、二〇一三。
(13)〝学べる道の駅〟、道の駅「青洲の里」、https://seishunosato.com/learn/
(14)松木明知『華岡青洲と麻沸散』、真興交易医書出版部、二〇〇六。

(15) 有吉佐和子『華岡青洲の妻』（新潮文庫）、新潮社、一九七〇。

第五章　現代医療への貢献

医学の歴史を振り返ると、人類のもっとも大きな死の要因は、新型コロナ感染症のような感染症であった。そして、健康を支える医療は、さまざまな様相を持っている。細胞内部で起こっているシグナル伝達は、取り出して試験管内部で再現できるので生物学でもありサイエンスでもある。一方、外科手術は紀元前から行われている技術である。そのような現代医療の発展に寄与した医学者を辿ってみた。

山極勝三郎（東京都台東区／長野県上田市）

「癌が作れれば、癌は治せる」

一〇〇年前、世界で初めて人工癌を作り、癌研究の先駆者となったのは、信州上田生まれの病理学者山極勝三郎（一八六三～一九三〇年）だった。山極は江戸時代末期、上田藩士山本家の三男として生まれた。一五歳の時、上田藩御典医だった山極家の養子となり上京した。一八八〇（明治一三）年に一七歳で東京帝国大学医学部予科に入学し、その後、本科に入学して二五歳で卒業した。

一八九一（明治二四）年、二八歳で医学部助教授の時にドイツに留学した。目的は、コッホ（Heinnch Hermann Robert Koch、一八四三～一九一〇年）の発表したツベルクリンの調査だった。結核菌を発見したコッホのもとで一年間の研究生活を送り、その後ベルリン大学のウィルヒョウ研究室に赴く。ウィルヒョウ（Rudolf Ludwig Karl Virchow、一八二一～一九〇二年）は、学問だけでなく人格も高潔で「いつも人のためになることを地道に実践する」のが信条で、山極は強くその影響を受けたといわれる。帰国後の一八九五（明治二八）年に東京帝国大学医学部教授に就任。専門は病理解剖学で、特に癌研究では日本の第一人者だった。一八九九（明治三二）年に肺結核を患い、長い闘病生活の中でも医学研究を続けた。

病理学教室では多数の死体を解剖する業務があった。その中の胃癌を詳しく検査して、治りにくい単純胃潰瘍が暴飲暴食による慢性反復性の刺激を受け癌になるという所見をまとめ、一九〇五（明治三八）年に『胃癌発生論』を出版した。これは、胃癌に関するわが国最初の専門書である。一九二三（大正一二）年、研究熱心な助手の市川厚一（一八八八～一九四八年）とともに、癌発生の予備実験研究に着手した。当時、癌の発生原因は不明であり、主たる説に「刺激説」「素因説」などがあったが、山極は煙突掃除夫（煙突の中に入って煤を掻き落とす職業）に皮膚癌が多いことに着目して刺激説を採り実験を開始した。その実験はひたすらウサギの耳にコールタールを塗布（山極は塗擦と表現）し続けるという地道なものだった。山極は市川厚一と共に、実に三年以上に渡って反復実験を行い、一九一五（大正四）年五月、ついにウサギの耳に人工タール癌（皮膚癌）を発生させることに成功した。山極は故郷の千曲川にちなんで「曲川」と号し『曲川句集』を遺した。その中の「癌出来つ意気昂然と二歩三歩」はその時の感激の句作であると言われている。

発癌実験の成功後、山極はコールタールの中のどの物質が発癌に有効なのかを決める実験には進もうとせず、癌の免疫学的治療実験に進んだ。マウスの癌をウサギに注射し、そのウサギの血清、あるいは臓器の中に、この癌を抑える力のある抗体ができるだろうと考えたのである。勝三郎は亡くなるまで、大きな期待をかけながらこの実験を続けた。残念ながら、勝三郎の実験系では、マウスとウサギという動物種の違いが前面に出て、癌と正常との微妙な違いは隠れてしまう。

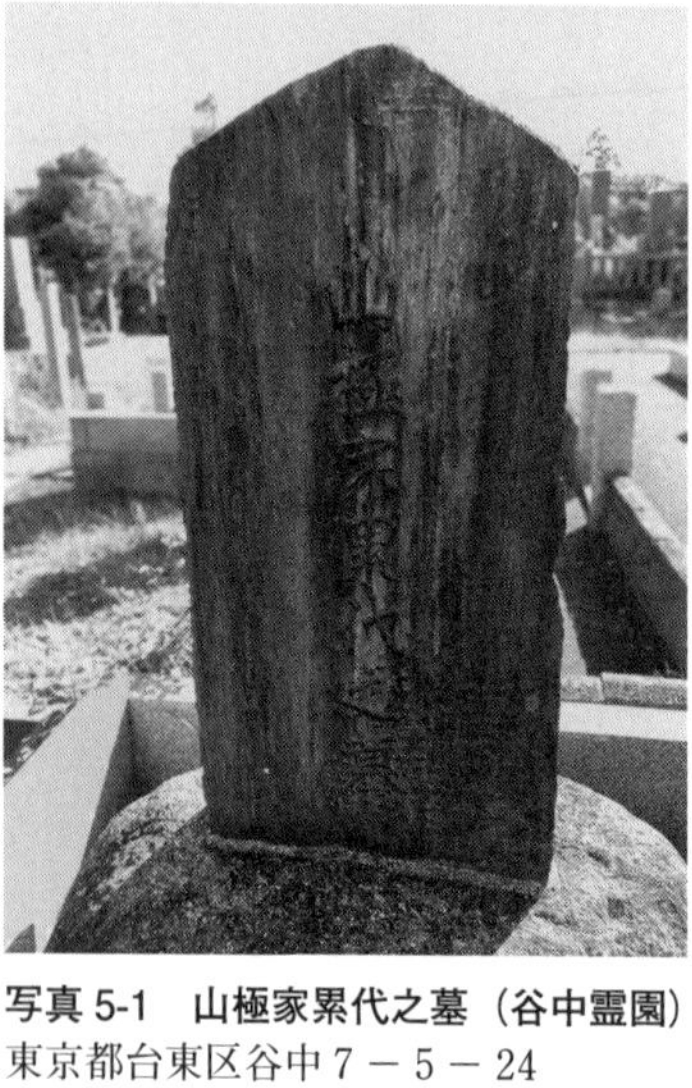

写真 5-1　山極家累代之墓（谷中霊園）
東京都台東区谷中7－5－24

世界初の人工癌発生のこの偉業は、ノーベル賞候補になったが、当時の日本の国際的な地位の事情で選考漏れになってしまった。一九三〇（昭和五）年三月二日、山極は安らかに永眠した。山極の墓は東京都台東区の谷中霊園乙一号四側にある（写真五－一）。また、偉業を称える碑と胸像（写真五－二）は上田城跡公園に、勝三郎生誕百五〇周年記念碑（写真五－三）は山本家の菩提寺浄楽寺にある。

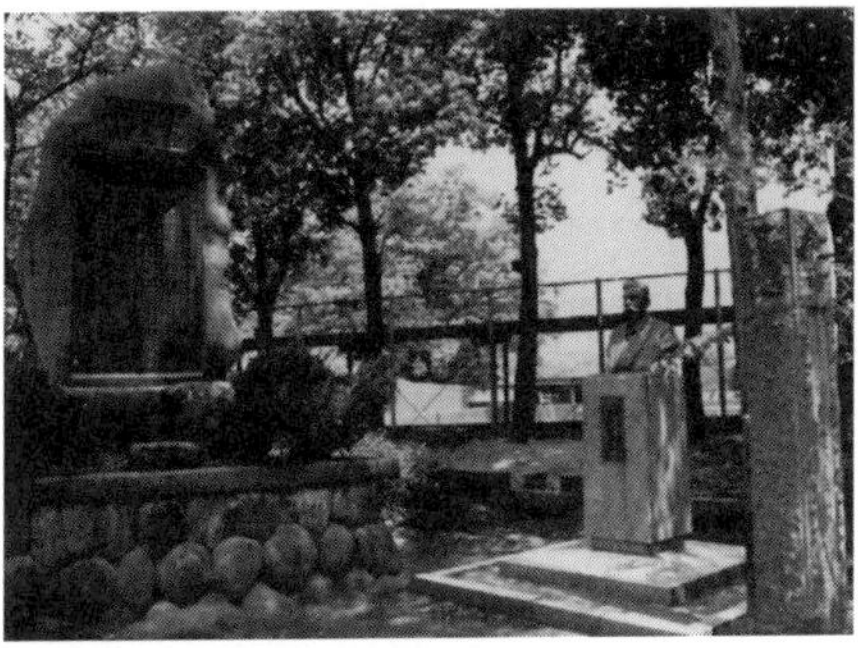

写真 5-2　山極勝三郎胸像と碑（上田城跡公園）
長野県上田市二の丸 6263 番地イ

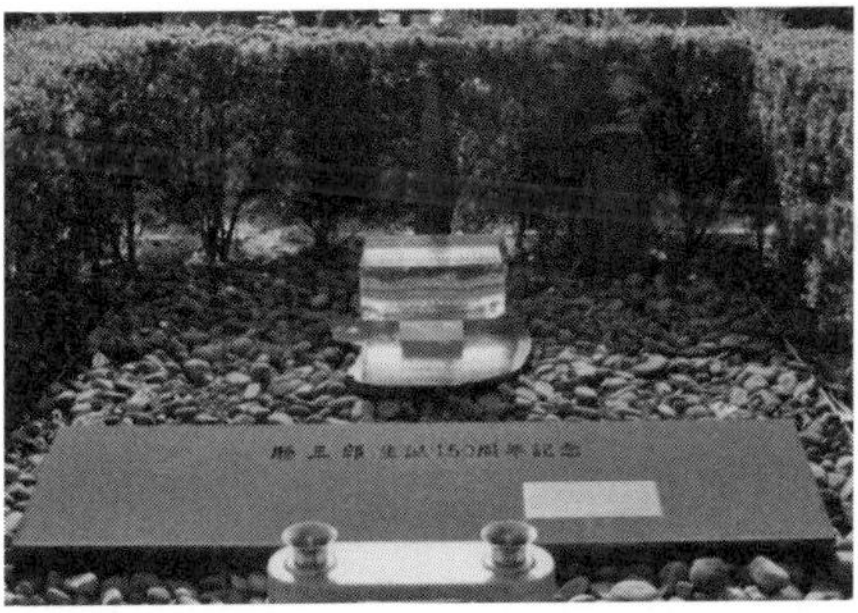

写真 5-3　山極勝三郎生誕 150 周年碑（浄楽寺）
長野県上田市中央 5 － 5 － 2

呉　秀三（東京都世田谷区／府中市）

日本ではかつて精神障害者を自宅の小屋などに閉じ込めておくことが合法的に認められていた。家族が申請し行政の許可を得て精神障害者を家に監禁するもので、公的施設の不足を背景に家族に任せる仕組みだった。申請理由の多くが治安維持や近所迷惑だったという。この私宅監置は一九〇〇（明治三三）年施行の精神病者監護法で導入された制度で、座敷牢や民間の収容施設を取り締まる目的で作られた、監禁を合法化する法律であった。「監護」という奇妙な言葉は、精神病者監禁法を主張する政府案と、保護法とすべきとする、法案の審議に参画した東京帝国大学法医学教授片山国嘉（一八五五〜一九三一年）による意見の妥協の産物であると言われている。

日本の精神医学、精神医療の草分けと言われる呉秀三（一八六五〜一九三二年）は、この座敷牢とも言われる監置室の実態を調査し、「精神病者私宅監置ノ実況及ビ其統計的観察」と題する論文を一九一八（大正七）年に発表した。その悲惨な状況について、「我が邦《くに》十何万の精神病者が実にこの病を受けたるのほかに、この邦に生まれたるの不幸を重ぬるものというべし」という有名な言葉を残した。呉は東京帝国大学医科大学を卒業し、一八九七（明治三〇）年から四年間、ウイーン、ハイデルベルグ、パリに留学し、体系化された臨床精神病学を日本に導入した。一九〇一（明治三四）年の帰国と同時に医科大学教授、巣鴨病院医長（制度が変わって一九〇四年に院長）となった。一九一九（大正八）年に巣鴨病院が移転してできた東京府松澤病院長となった。現在の都立松沢病院リハビリテーション棟前には呉秀三の胸像がある（写真五－四）。

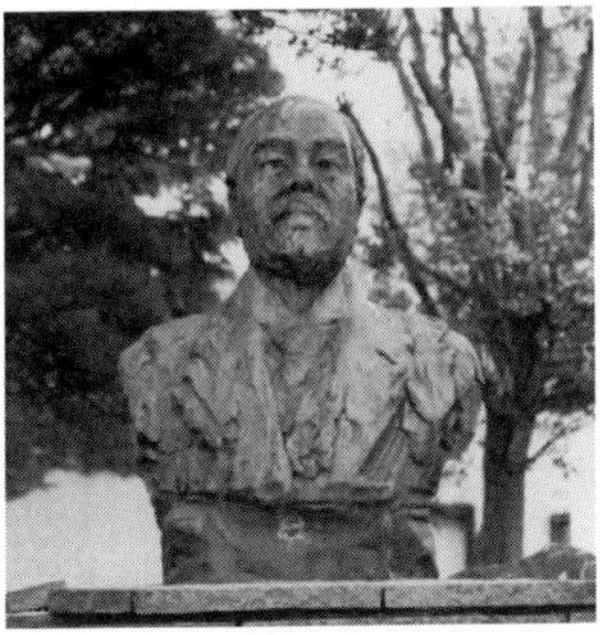

写真 5-4　呉秀三胸像
（東京都立松沢病院）
東京都世田谷区上北沢２－１－１

呉らの私宅監置廃絶の運動は議会を動かし、精神障害者の医療を国の責任で整備するための法律「精神病院法」が一九一九（大正八）年に制定された。この法律は国および道府県に精神病院の設置を促進することを求めたものであり、私宅監置廃絶に不可欠な法律であった。しかし帝国主義の道を走り出した政府は、軍備拡張に莫大な国費を要し、精神病院設置運営の財源は捻出されなかった。戦後、私宅監置は一九五〇（昭和二五）年施行の「精神衛生法」で国内では禁止されたが、米国統治下の沖縄

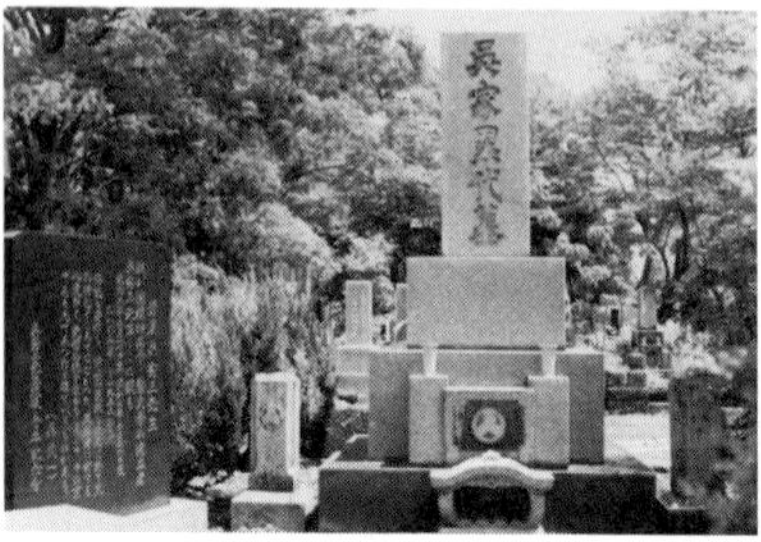

写真 5-5　墓石と顕彰碑（多磨霊園）
東京都府中市多磨町 4 － 628

では一九七二（昭和四七）年の本土復帰まで「琉球精神衛生法」のもとに容認された。

一九八八（昭和六三）年に改正施行された「精神保健法」の現代でも、精神病に対する誤解や偏見、差別に起因する監禁事件などが起こっている。二〇一七（平成二九）年、大阪府で精神障害のある娘を両親が一〇年以上監禁した事件が、二〇二二（令和四）年二月には、神奈川県で三七歳の長男を拘束した監禁容疑で両親ら家族が逮捕されたとの報道があった。死亡した長男は司法解剖の結果、死因は排泄物に含まれる細菌による感染症だった。監禁場所は排泄物が処理されておらず、手錠と足枷をつけて倒れていた。

二〇一七（平成二九）年、呉秀三の事績を顕彰する「夜明け前　呉秀三と無名の精神障害者の一〇〇年」という映画が公開され反響を呼んだ。多磨霊園にある「呉家累代墓」の墓石左側に、没後五〇年を記念して建てられた「芳渓呉秀三先生」の顕彰碑（裏面は墓誌）がある（写真五－五）。

田原　淳（福岡県福岡市）

九州大学医学部の広々としたキャンパス内には、九州大学の礎を築いた先達の名前が付けられた六つの通りがある。キャンパス東門から図書館に通じる田原通りは、「ペースメーカーの父」とも尊称される田原《たわら》淳《すなお》（一八七三～一九五二年）に因む（写真五－六）。

田原は大分県国東市に中嶋定雄の長男として生まれ、中津町の藩医で伯父に当たる田原春塘《たはらしゅんとう》の養子となり、東京帝国大学医科大学に進学した。そのため、大分県立先哲史料館などでは「たはら」と記載されるが、九州大学の田原通りでは「たわら」とされている。一九

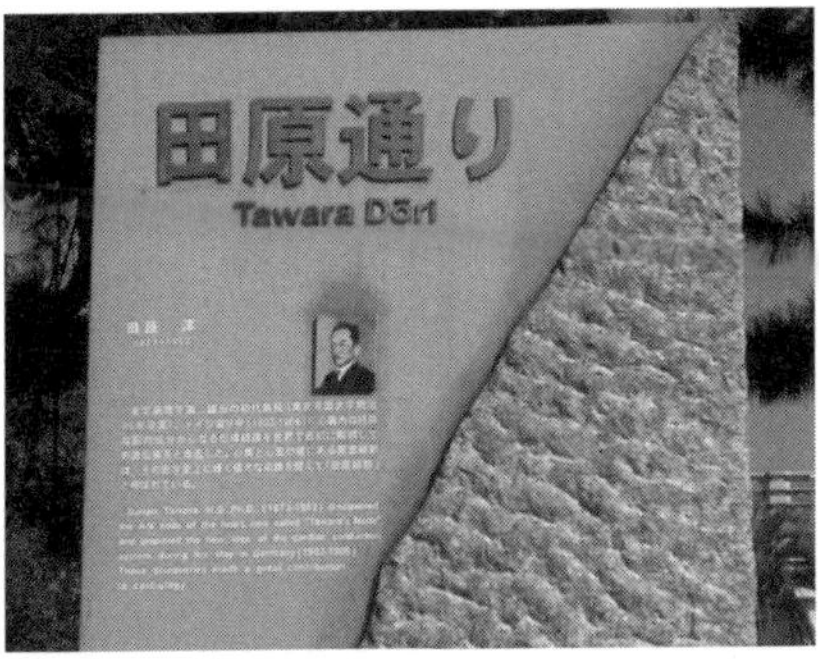

写真 5-6　「田原通り」案内版（九州大学医学部）
福岡県福岡市東区馬出３－１－１

〇三年から一九〇六年のマールブルグ大学病理学教室（アショフ教授）留学時に発表された「哺乳動物心臓の刺激伝導系」の原稿でTAWARAと表記されており、ドイツ語風の呼び方に習ったものと言われている。

一九〇六年に〝Das Reitzleitungssystem des Saugetierherzens〞として発表された論文は、当時の心臓収縮に関する二つの学説、筋原説と神経原説に対し、前者が正しいことを証明したものである。この筋原説は、神経とは関係なく筋肉が心臓を動かしている説であり、神経原説は、神経が毎回命令を出して心臓を動かしているという説である。田原は、心臓の筋肉を何千枚もの薄片にし、顕微鏡や肉眼で丹念に観察するという作業を繰り返し行い、心房と心室とを繋ぐ特殊な心筋繊維が存在することを発見し、この心筋繊維こそが心臓拍動の「刺激伝導系」であることを明らかにした。

心臓ペースメーカーが有効に働く組織構造の心臓刺激伝導系を発見した偉業を讃えて、その途中の房室結節を〝田原結節〞とも呼称している。田原の業績はその後の心臓生理学や病理学、そして臨床研究発展の基礎となった画期的な成果であり、「二〇世紀の偉業」の一つと言っても過言ではない。

九州大学時代の田原の住居は福岡市薬研町《やげんまち》（現・福岡市天神二丁目）にあった。警固公園から西通り方面へ抜ける道の角に、「田原淳先生住居之址」の碑がある（写真五－七）。

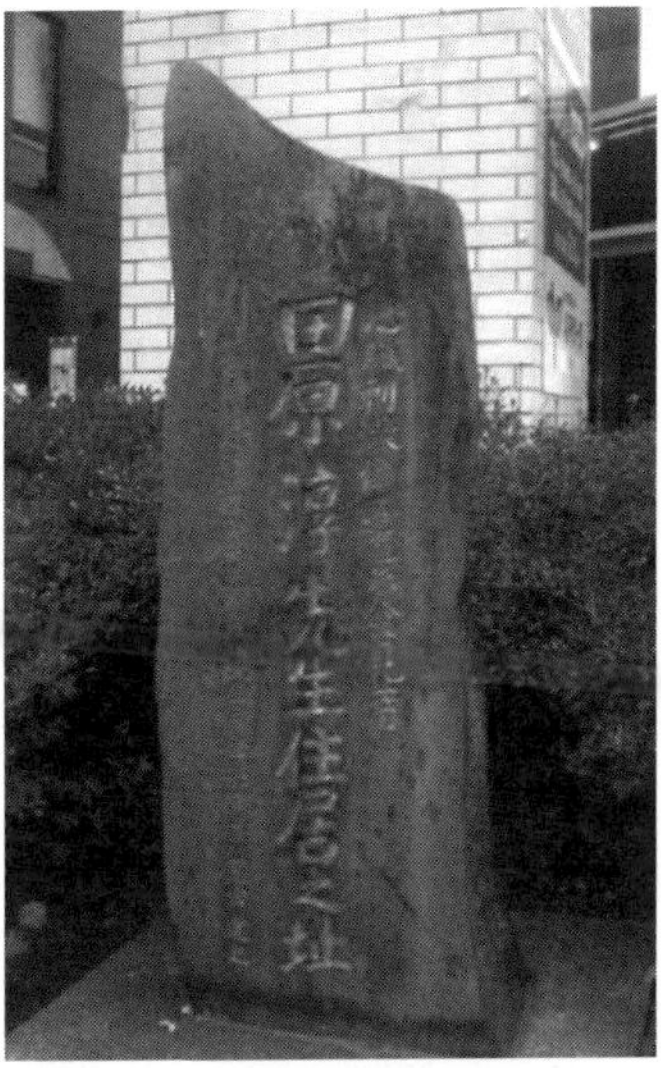

写真 5-7　「田原淳先生住居之址」碑
福岡県福岡市中央区天神 2 － 2 － 20

荻野久作（新潟県新潟市）

戦前までの日本は「嫁して三年子なくば去る」という社会背景で、不妊のため離縁されたり労働力としての多産を要求されて体を壊したりする女性もいた。そのような不妊や多産に苦しむ女性の排卵時期を解明した荻野久作（一八八二〜一九七五年）が、計画的な出産を研究した結果、副産物として生まれたのがオギノ式避妊法と言えるだろう。

一九〇九（明治四二）年に東京帝国大学を卒業し、しばらく同大学病院で勤務したのち、一九一二（明治四五）年に新潟市の竹山病院産婦人科医長に就任し、それ以後、ほとんどの生活を新潟で送っている。その当時は排卵と月経の関係はまったく未知の分野だった。排卵という人間の誕生につながる基本的問題を解決したかった。子供ができるためには卵子と精子が一緒にならなければいけない。しかし女性の排卵は月に一回である。排卵の時期が分かれば、子供を欲しがっている夫婦にとっても、欲しくない夫婦にとってもその価値は大きかった。

ある日のこと、以前に子宮筋腫の手術を行ったおハナが夫を伴って荻野を訪ねて来た。おハナ夫婦は子供を希望しているのに、子宝に恵まれないと訴えた。しかし話を聞いているうちに、おハナは妙なことを言い出した。「いつも月経が始まる2週間前に腹痛があるので、腹痛のある日は、お腹にさわると思い求めを拒んできた」ということであった。この言葉に荻野ははっと気がついた。その腹痛とは排卵時に感じる排卵痛であろう。そうであれば排卵時に性行為を拒めば子供ができないのは当然のことだった。おハナ夫婦に「お腹が痛い時に仲良くすれば子供ができる」と教えると、翌月、おハナは見事に妊娠した。

月経から次の排卵日を求めるそれまでの学説は間違いで、本当は逆ではないだろうか。多くの学者が「月経から何日目に排卵がくるか」というドイツ学説で争っている時に、おハナの言葉をヒントに、「排卵日を次の月経から逆にさかのぼる」という逆転の発想であった。いわゆる荻野学説は、女性の排卵の時期は予定月経前第一二日より第一六日までの五日間であり、また受胎期は予定月経前の第一二日から第一九日までの八日間であることを示したものであった。この精子の生存期間を考慮した〝オギノ式受胎調節法〟を逆手に取って、この間の禁欲を勧めたのが〝オギノ式避妊法〟である。

一九二四（大正一三）年、荻野は東京帝国大学に主論文「人類黄体の研究」を提出し同大学から医学博士号を取得した。そして同年、この基礎研究をさらに発展させた論文が「排卵の時期、黄体と子宮内膜の周期的変化との関係、子宮内膜の周期的変化および受胎日について」という長い題名で『日本産婦人科学会誌』第一九巻第六号に発表した。

荻野は新潟市寄居町に住み、大学からの教授就任依頼を断り、生涯を民間病院の勤務医として送った。一九七五（昭和五〇）年、荻野の功績を称え「寄居通り」は市民の発意で「オギノ通り」と名付けられた（写真五－八）。また二〇〇二（平成一四）年には、荻野の自宅跡にオギノ公園が完成した。せせらぎの流れるオギノ公園には、椅子に座りタバコを楽しむ荻野久作博士の銅像が建てられている（写真五－九）。世界的な学者でありながら名誉を欲せず、新潟市民のために尽くした荻野久作、その名前は永遠に新潟の地に残ることになった。

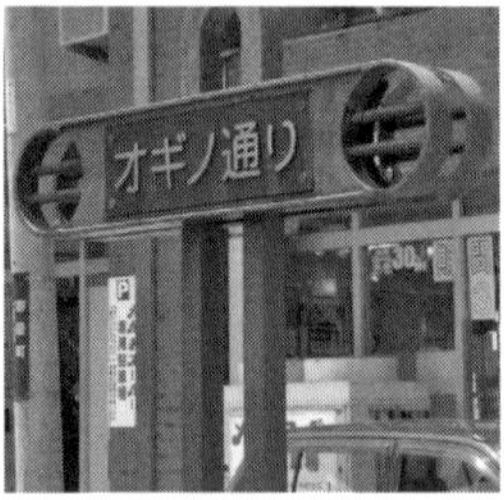

写真 5-8　寄居通りはオギノ通りに名称が変更された。

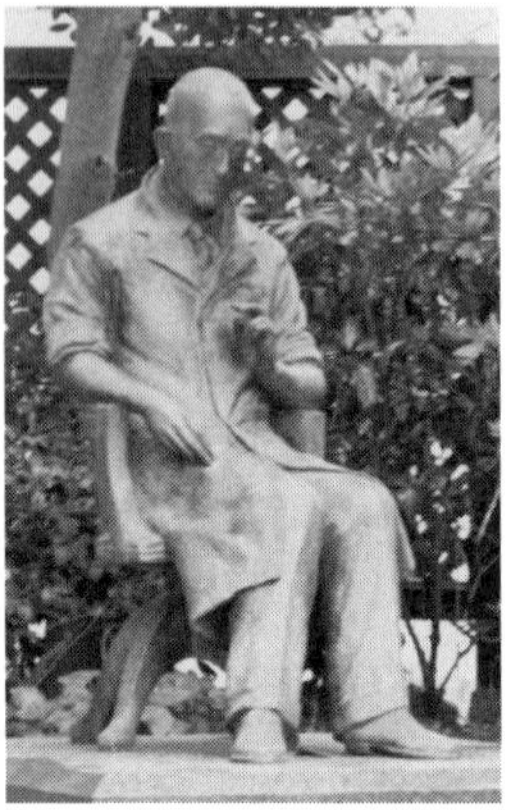
写真 5-9　荻野久作像（オギノ公園）
新潟県新潟市中央区寄居町

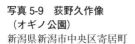

古畑種基（三重県紀宝町／東京都府中市）

二〇二三年三月、強盗殺人事件で死刑判決が確定した裁判をやり直す決定が出された。事件から五七年が経ち死刑囚としても四二年が経過してからの司法判断である。再審開始が確定して無罪となれば五例目とのことで、過去に四例ある死刑囚の再審無罪事件を調べて見た。四大死刑冤罪事件とは、免田事件（一九四八年）、財田川事件（一九五〇年）、島田事件（一九五四年）、松山事件（一九五五年）のことで、免田事件を除く三例に法医学者の古畑種基（一八九一～一九七五年）が係わっていたことに驚きを禁じ得なかった。

古畑は、一八九一（明治二四）年三重県に生まれ、一九一六（大正五）年に東京帝国大学卒業と同時に助手に採用された。その後ドイツに二年間留学し生物学的実験術と法医学組織学などを研修、一九二四（大正一三）年に金沢医科大学に法医学教室の教授として赴任した。一九三六（昭和一一）年には東京帝国大学医学部法医学教室の主任教授に就任している。古畑の功績として挙げられるのはＡＢＯ式血液型遺伝法則の発見であり、ＡＢ型の親からはＯ型の子が生まれた事例がなく、Ｏ型の親からはＡＢ型の子は生まれない。

また古畑が世間の注目を浴びたのは、戦後の相次ぐ犯罪捜査で、司法当局からの要請によって難解な事件についての司法解剖や、証拠物件の科学的調査を求められたことによる。東京大学退官後は東京医科歯科大学教授、警察庁科学警察研究所長等を歴任し、一九五六年法医学の業績によって文化勲章受賞、一九七〇年勲一等瑞宝章を受賞している。一九七一年脳血栓で倒れ一九七五年に死去した。

弘前大学教授夫人殺人事件（一九四九年）では、古畑が「九八・五％被害者の血痕である」と鑑定して被告人の刑が確定した後、一九七一年に真犯人が名乗り出て五年が経過した一九七六年に再審が開始された。「シャツにはもともと血痕は付着していなかった」と、翌年に無罪判決が確定した。「何者かが事件後、人為的に血痕をつけた証拠の捏造があった」との判断である。

一九七九年に再審が決定された財田川事件は、古畑の血痕鑑定によって、Ｔ氏に死刑が言い渡されていたが一九八四年に無罪判決が出された。同じ一九七九年に再審が開始された松山事件も、古畑鑑定で「血痕は被害者のもの」とされたが、「証拠上、押収以降に血痕群が付着したと推測できる」という再審無罪判決であった。一九八六年に再審が決定された島田事件でも古畑鑑定が否定され、一九八九年にA氏に無罪が言い渡された。古畑は法医学の権威であったからか、松山事件などの再審請求では、警察や検察の捏造を黙認したという疑惑が囁かれ、古畑の死後に再審が始まった事例が多い。生前の評価と没後における評価との落差に驚く。

三重県では県出身の偉人として敬愛され、紀宝町ふるさと資料館には古畑の業績が展示され、卒業した小学校跡地には古畑の顕彰碑が建つ（写真五－一〇）。また近くの相野谷《おのだに》小学校には古畑博士記念文庫がある。古畑の墓は多磨霊園二〇区（写真五－一一）にあり、古畑を有名にした下山事件（一九四九年）の被害者下山定則（一九〇一～一九四九年）の墓は同じ多磨霊園二一区にある。

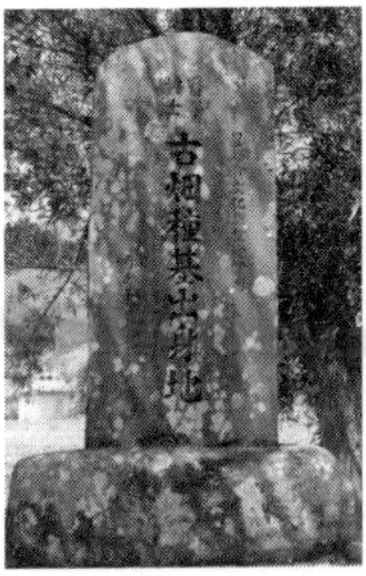

写真 5-10　古畑種基の文化勲章受章記念碑
三重県南牟婁郡紀宝町平尾井

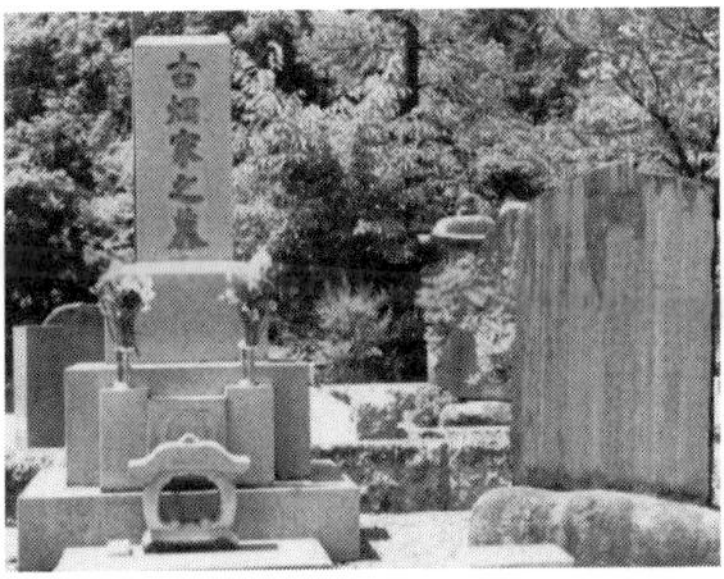

写真 5-11　古畑種基の墓。右側の墓誌には名前が刻まれている。（多磨霊園）
東京都府中市多磨町 4 － 628

細川 一（愛媛県西予市／新潟県新潟市／熊本県水俣市）

水俣病の発生が公式に確認されたのは、一九五六（昭和三一）年の五月一日である。チッソ水俣工場付属病院長だった細川一（一九〇一～一九七〇年）が「原因不明の中枢神経疾患の発生」を水俣保健所へ届け出たことによる。

細川は、一九〇一（明治三四）年愛媛県三瓶町で生まれ、現在の西予市津布理に生誕地の碑がある（写真五－一二）。東京帝国大学医学部に入学し、医師の道を志し博士号を取得する。その後、朝鮮道立順天病院、そして一九三六（昭和一一）年に日本窒素肥料株式会社（一九五

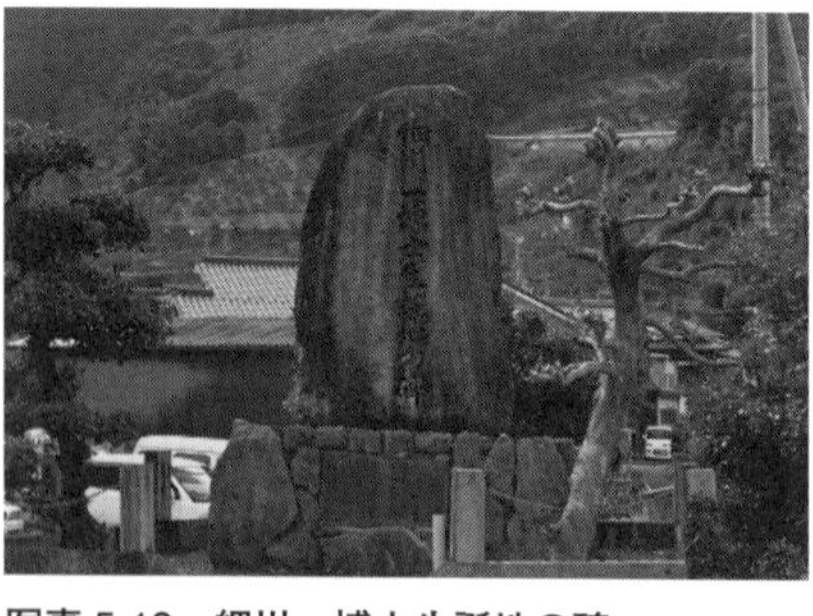

写真 5-12　細川一博士生誕地の碑
愛媛県西予市三瓶町津布理 3347

○年に新日本窒素肥料株式会社、一九六五年にチッソに改名）に入社し、朝鮮半島の阿吾地工場付属病院長に就任している。

一九三七（昭和一二）年に大洲市細川家の養子になっていたが、応召されビルマ戦線に赴く。敗戦と同時に帰国し、一九四七（昭和二二）年に水俣工場付属病院長に就任した。

細川は、手足のしびれや言語障害などの症状に苦しむ患者たちを診て究明に乗り出す。一九五七（昭和三二）年に工場廃液をネコに与える実験を開始。一九五九（昭和三四）年一〇月、ネコ四〇〇号実験において、ついに水俣病の症状が現れ衝撃をうける。「ネコの実験を本格化させたい」と申し出るが、チッソ幹部から「わが社の見解に合わない」と拒絶される。

そして細川は研究の結果、一九六二（昭和三七）年、廃液中のメチル水銀が水俣病を発症させることを突き止めたのち、二六年間務めたチッソを退職する。退職後は、故郷の三瓶に戻り、三瓶町（現西予市）の三瓶病院で診療にあたった。

「水俣病の公式認定」は一九六八年だが、実際にいつ発生したか、今も時期は特定されていない。一九五九（昭和三四）年、原因はチッソ株式会社が水俣の海に排出した有機水銀であることを熊本大学医学部の調査によって突き止められてもなお、国と自治体はその拡散防止と被害者の救済に立ち上がることはなかった。

一九六五（昭和四〇）年に新潟で第二水俣病が発生した際に、細川は研究チームの一員となり現地調査に参加した。真相を明かせないまま六〇代で引退した細川は、第二の水俣病を新潟の現地で目の当たりにして、患者側に寄り添う決意をする。「公害」という言葉もなく、会社の利益を最優先させた高度経済成長時代に、会社内部から公害の原因を明らかにした細川から筆者たちが学ぶことは何なのか。現在、環境倫理学的テーマとなっている「予防原則」について、すでに一九六九年にその必要性を示唆していた細川のメモがある。戦時中から世話になったチッソへの恩義と、医師としての良心のはざまで苦悩する。しかし現実の被害はあまりにも重い。

一九七〇（昭和四五）年、東京大塚にあった癌研究会付属病院に肺がん治療で入院中、水俣病裁判の証人として臨床尋問を受け、ここで隠蔽されていたネコ四〇〇号実験について証言した。水俣病患者側の「勝訴」が宣言されるのは細川の死から三年後、一九七三（昭和四八）年三月二〇日のことであった。細川の墓は、大洲市法華寺にある。「水俣病発見者　細川一ここに眠る」の墓碑銘は新潟水俣病弁護団長坂東克彦氏の書による。新潟水俣病の教訓を刻む「新潟水俣病の歴史と教訓を伝える碑」は、新潟市の新潟水俣病資料館前にある（写真五－一三）。悲惨な公害を繰り返してはならないとの思いを次世代へ継ぐために、毎年五月一日に、水俣湾の埋め立て地にある水俣病慰霊の碑の前で犠牲者慰霊式が開かれる（写真五－一四）。

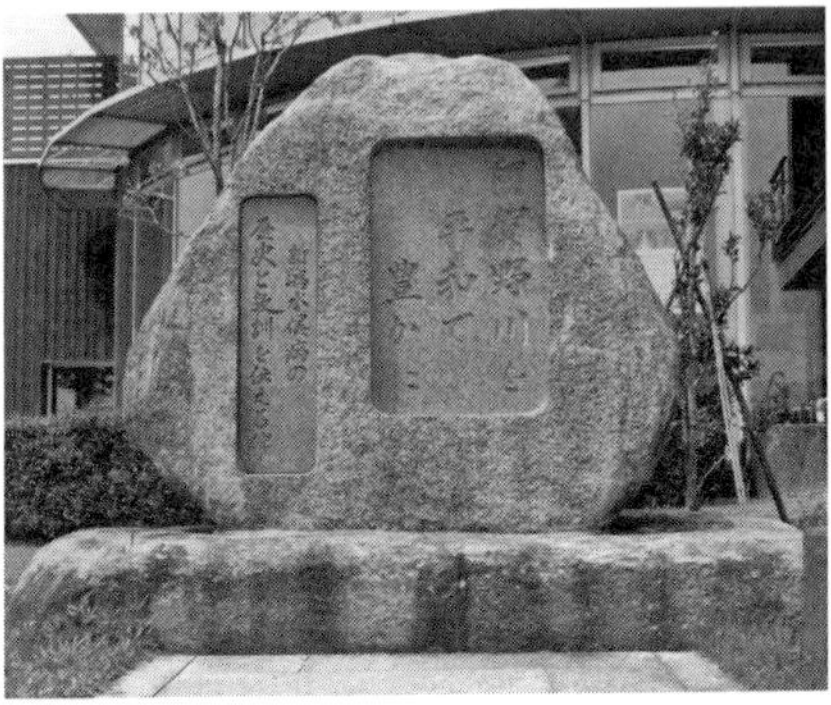

写真 5-13　新潟水俣病の歴史と教訓を伝える碑（新潟水俣病資料館）
新潟県新潟市北区前新田字新々囲乙 364 － 7

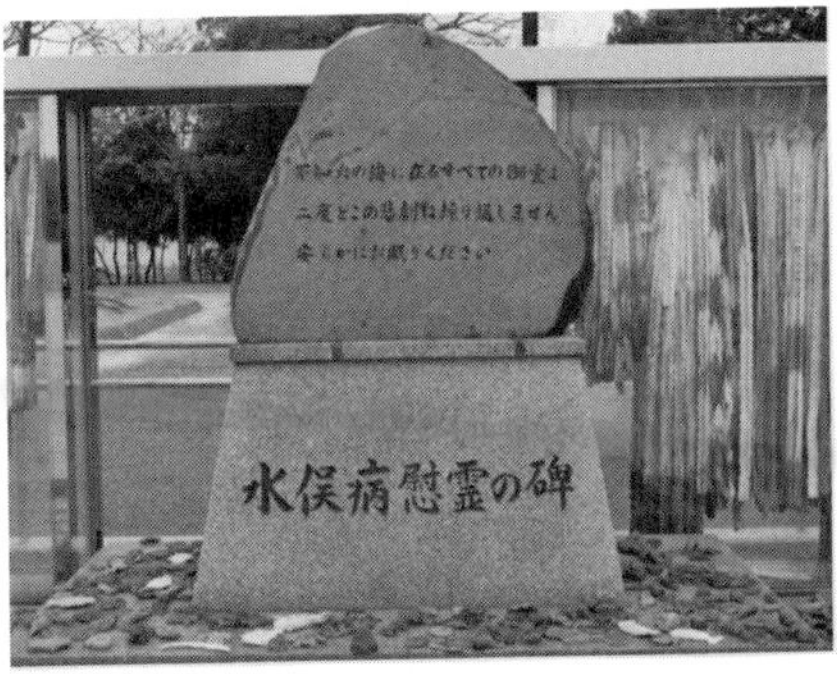

写真 5-14　水俣病慰霊の碑（水俣湾親水緑地）
熊本県水俣市汐見 1 － 231 － 12

吉田富三（東京都文京区／福島県浅川町）

水郡線は、常陸の国（茨城）から磐城の国（福島）へと久慈川に沿って北上する。途中駅の磐城浅川に、吉田肉腫で癌研究の道を拓いた世界的病理学者の吉田富三（一九〇三～一九七三年）の故郷がある。吉田は、一九一五（大正四）年に浅川小学校を卒業後上京し、東京府立一中（現在の東京都立日比谷高等学校）を受験するが東北訛りを理由に口頭試問で不合格となった。この経験が、後の国語審議会委員就任に繋がることになったという。一九二七（昭和二）年に東京帝国大学医学部を卒業後、病理学教室に無給の副手として勤務し、杏雲堂病院に併設されている研究施設「佐々木研究所」に入所した。

佐々木隆興（一八七八～一九六六年）は、「研究者は生活を単純にして、俗物に堕することなかれ」と語る学究であった。富三に与えられた研究課題は、化学物質（アゾ色素など）を長期間動物に与え続けることによる、臓器の形態的変化、動物の内臓がんを確かめることだった。一定期間の投与後、動物を解剖して臓器を調べるという繰り返しで、富三は辛抱強くこの観察を続けた。実験を続けて四年、世界で初の経口による人工癌である肝臓癌の生成に成功し、一九三四（昭和九）年「Virchows Archiv」に佐々木と連名で肝臓癌発生結果を発表した。

一九三五（昭和一〇）年、ドイツ・ベルリン大学に留学。一九三八（昭和一三）年に帰国し、長崎医科大学教授に就任。一九四三（昭和一八）年、オルト・アミドアゾトルオールの経口投与だけでなく、亜砒酸の溶液をラットの皮膚に塗る実験を開始。四か月ぐらいで左の睾丸に浸潤が起こり、ふくれた腹腔の中には白濁した腹水が詰まっており、一個ずつの細胞として浮かぶ肉腫が発見された。さっそく他のラットに植えてみると、一匹に同じような腹水が現れたことから、このバラバラに浮かんだ癌細胞の群れは、適合するラットを選べば容易に移植されることが判明し、この結果を「長崎系腹水肉腫」として発表した。この腹水がんは一九四八（昭和二三）年に日本癌学会で「吉田肉腫」と命名され、継代移植によって癌細胞の研究や制癌剤のスクリーニングに世界中で利用されている。二〇二〇（令和二）年九月、抗癌剤開発などの癌研究への寄与が評価され、「国立科学博物館重要科学技術史資料」として選定、認定された。

晩年は癌の化学療法に力を入れ、一九六六（昭和四一）年には国際癌学会会長に就任した。一九七三（昭和四八）年四月二七日、肺がんのために死去した。

癌の研究の基礎を築いた吉田富三の墓は、東京都文京区の吉祥寺にあり、墓の右横には自身の研究で犠牲になった実験動物たちの慰霊碑「シロネズミの碑」がある（写真五－一五）。傍には、「アゾ色素肝癌、吉田肉腫、腹水肝癌などの研究に手をかけてその命を絶ちたるシロネズミの数知れず、不有会員はみな心の奥にシロネズミのあの赤い眼の色を抱く。モルモット、ウサギ、ハツカネズミのほか鳥の類まで手にかけたる命への思いは同じ、ふと現れてまた消え行きたるこれらの物言わぬ生類の幻の命も命に変わりあるべしとは思へず、あはれ生ある者の命よと念じて此碑を建つ。昭和四八年秋　不有會　代表　古希　吉田富三」と標されている。故郷浅川町の吉田富三記念館の前庭にも、「シロネズミの碑」と題する慰霊碑がある（写真五－一六）。

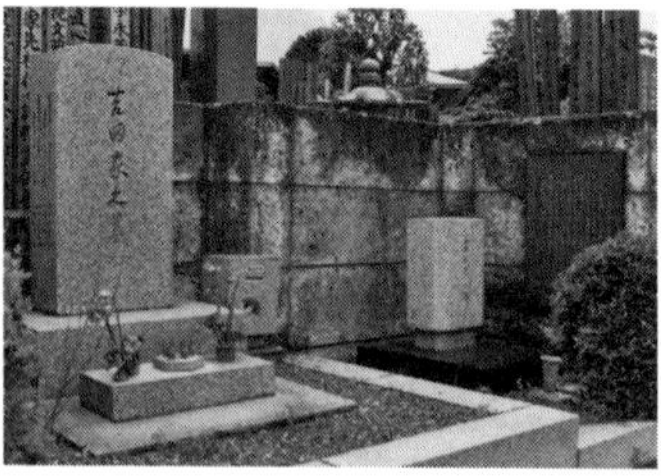

写真 5-15　吉田富三の墓。右にシロネズミの碑（白石）と慰霊碑（黒石）。（吉祥寺）
東京都文京区本駒込 3 － 19 － 17

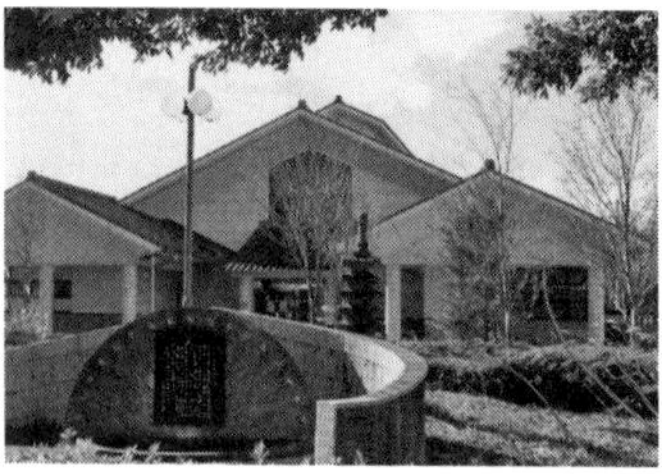

写真 5-16　吉田富三記念館。前庭にシロネズミの慰霊碑がある。
福島県石川郡浅川町袖山森下 287

永井　隆（長崎県長崎市）

「新しき　朝の光のさしそむる　荒野に響け長崎の鐘」の句を読んだ永井隆（一九〇八～一九五一年）は、一九四五（昭和二〇）年八月九日に長崎に原子爆弾が投下された時、長崎医科大学（当時）の診察室にて被爆し右側頭動脈切断の重症を負った。最愛の妻はその時自宅で爆死している。自らの傷も省みず、長崎市三山木場に救護所を作り、物理的療法科助教授第一一救護隊の指揮をとり救護、救援活動に当たった。「一二五名の原子爆弾患者を診察し、治療延日数は一八二九日である。開設期間は五八日間。従業隊員は一二名である。死亡率は二三％であった。」と、原子爆弾報告書に記録されている。のちに永井は、被爆直後の様子を「地獄だ、地獄だ。うめき声一つ立てるものもなく、まったくの死後の世界である」と綴っている。

長崎大学医学部正門を入り、雑木林の続く小高いグビロが丘に、被爆した大講堂玄関の石柱残骸を用いて建立された「慰霊碑」の大文字が雄渾に刻まれた原爆被災者慰霊碑がある。台座の裏

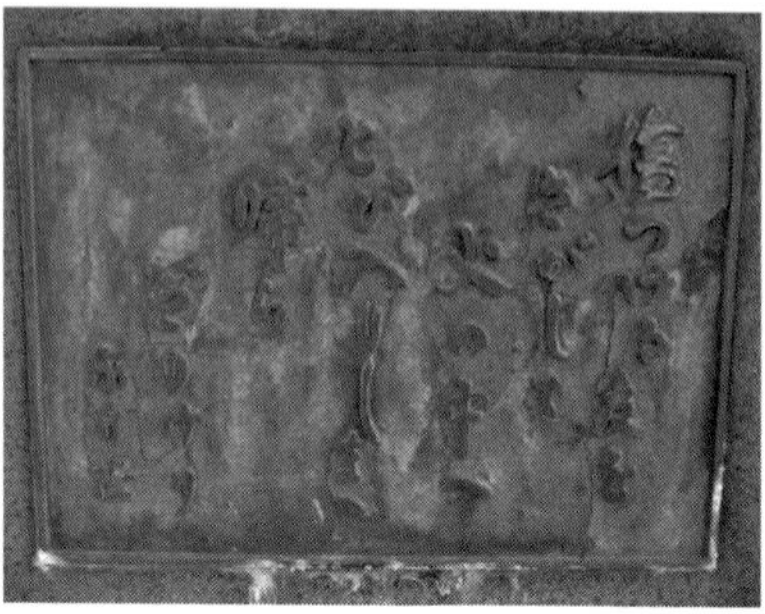

写真 5-17　永井隆の句（長崎大学原爆被災者慰霊碑台座）
長崎県長崎市坂本１－12－４

側には永井隆博士の「傷つける　友をさがして火の中へ　とび入りしまま帰らざりけり」の句が刻まれている（写真五‐一七）。

一九〇八（明治四一）年、島根県松江市に生まれた永井は、長崎医科大学（現・長崎大学医学部）を卒業後、放射線医学の治療と研究に従事。「私の放射線室で実際に働いていた時間は毎日十時間に達していたろう。一日〇・二レントゲン単位をずいぶん上回る放射線が私の肉体に打ち込まれていた。このまま数年続けるなら、恐ろしい原子病の起こることは、日食を予報するのと同じ確実さでわかっていた。」当時もっとも深刻な病気だった結核治療に励み、放射線防護が未発達だったこともあって、慢性骨髄性白血病にかかった。

またカトリック教徒の永井は「世界大戦争という人類の罪悪の償いとして日本唯一の聖地浦上が犠牲の祭壇に屠られ燃やされるべき潔き羊として選ばれたのではないでしょうか」と、原子爆弾合同葬弔辞でカトリック的ロマンチシズムも説いた。晩年の永井は、二畳ほどの〝如己堂《にょこどう》〟で病と闘いながら診察と執筆に専念した（写真五－一八）。建物の名は「己の如く他人《ひと》を愛す」というキリストの言葉からとったもので、白血病に倒れた晩年の永井は、そこで病に伏しながらも執筆に専念し一七冊の著書を残し、一九五一（昭和二六）年五月一日に死去した。

二〇一六（平成二八）年五月二七日、バラク・オバマ元米大統領が広島を訪問し、原爆死没者慰霊碑に献花した。核兵器なき世界を希求する所感を読み上げ、広島の原爆について「空から死が落ちてきて、世界が変わった」と述べたことに疑問を感じた人は多いと思う。あたかも自然現象のような詩的な言葉で、原子爆弾投下の米国の責任を回避する表現に他ならない。

また長崎の爆心地公園を歩いてみても、「原子爆弾落下中心地碑」の前に立つと同じような疑問を感じる。原爆はりんごと同じように落下したのではなく、目的を持って投下されたのである。公園名と同じ「爆心地」の標記が適切なのではないだろうか。

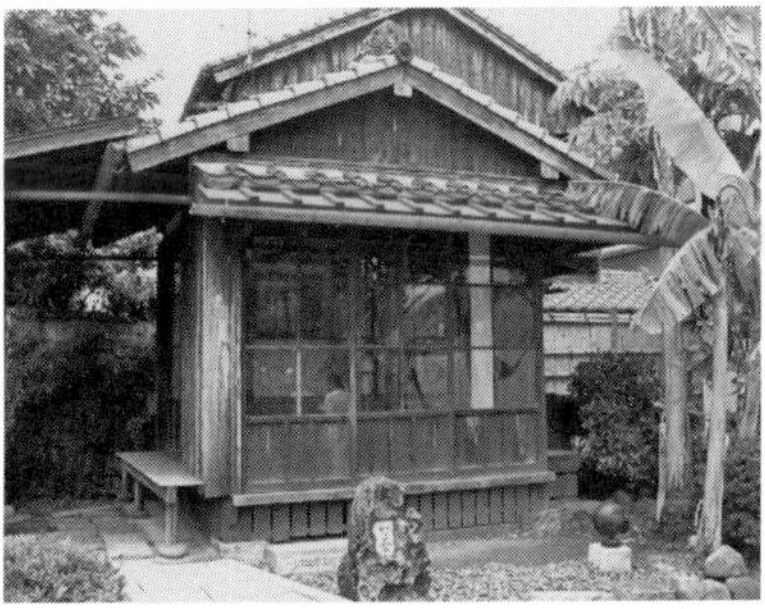

写真 5-18　如己堂
長崎県長崎市上野 22 － 6

高橋信次（福島県二本松市）

X線回転横断撮影装置を開発した高橋信次（一九一二～一九八五年）は、福島県二本松出身で、旧制安達中学校（現安達高校）、旧制第二高等学校理科乙類を経て、一九三八（昭和一三）年に東北帝国大学医学部を卒業後、同放射線医学教室に入局し放射線医学への道を歩み始めた（写真五‐一九）。その後、一九四四（昭和一九）年に医学博士を取得し、一九四七（昭和二二）年に青森医学専門学校で、一九四九（昭和二四）年に弘前大学教授として教鞭をとる一方、X線回転撮影法の研究に熱意を傾け一九五三（昭和二八）年にX線回転横断撮影装置を開発した。これは、コンピュータのない時代にX線フィルムを

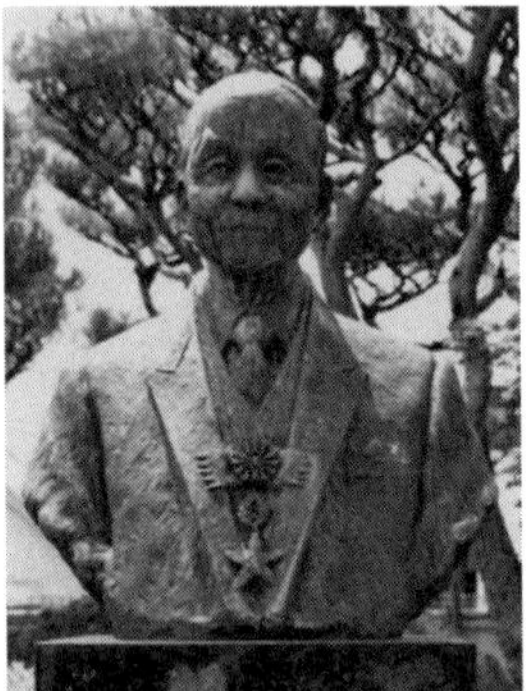

写真 5-19　高橋信次胸像
（福島県立安達高校）
福島県二本松市郭内２－347

用いてアナログ方式に人体の横断面を画像化する方法を考案し実用化したもので、国際的にもタカハシトモグラフィとして知られ、今日のCTの源流をなしている。

放射線医学では、レントゲン（Wilhelm Conrad Röntgen、一八四五～一九二三年）によるX線の発見やベクレル（Antoine Henri Becquerel、一八五二～一九〇八年）による放射能の発見など、偶然からモノを見つけ出すセレンディピティ（serendipity）がある。結核で体をこわし、福島県伊達郡伏黒村の農家の離れで療養している時に、「……床の中で退屈だなと思いながらふと枕元の茶筒を見た時、一つこれをレントゲン的に輪切りにできないだろうかという考えが浮かんだのが回転撮影の始めです。」と回想で述べている。

ハンスフィールド（Godfrey Newbold Hounsfield、一九一九～二〇〇四年）が一九七二年にコンピュータを用いたCTスキャンを開発し、一九七九年にノーベル生理学・医学賞をコーマック（Allan MacLeod Cormack、一九二四～一九九八年）とともに受賞した。高橋が「学士院賞（恩賜賞）」「文化功労者」「文化勲章」など次々に受け、わが国の放射線医学界にその名を高く揚げたのは、X線CT発表以後のことである。二〇世紀最大の発明と言われるX線CTの出現に驚愕した医学者達が、その興奮が醒めるにつれて、「なんだ、この原理は四半世紀も前に高橋が発表しているではないか」と初めて気がついたのである。昭和五〇年代に入ってから遅まきながら高橋に医学者としての栄誉が集中して授けられたのをみても、その間の事情が推して図られる。

「レントゲン検査は一種の生体解剖なんですね。できるだけ実際の解剖と同じ状態で撮影できるように人体の横断面をX線を回転したり、拡大して患部の深さ、拡がりなど的確な診断をする技術です」。当時筆者は浜松医科大学付属病院に勤務しており、一九七九（昭和五四）年一一月に高橋先生が文化功労賞を受賞され、放射線関係者によってお祝いの会が持たれた時、福島訛りで医学者としての視点を語っていた。

二本松市街を一望する丘の中腹、背後になだらかなスロープの雑木林を配して簡素な墓がある。顕徳院殿法影日信居士が高橋の法名であるが、その墓には「高橋信次之墓」としか刻まれていない。ここにはまだ古い家族制度が残されていた。次男、三男に生まれると本家の墓、高橋家代々の墓には入れないのである。いかにも飾らない人柄だった生前の墓の主に相応しいたたずまいであるが、夏草に埋もれた墓石は寂しい（写真五－二〇）。

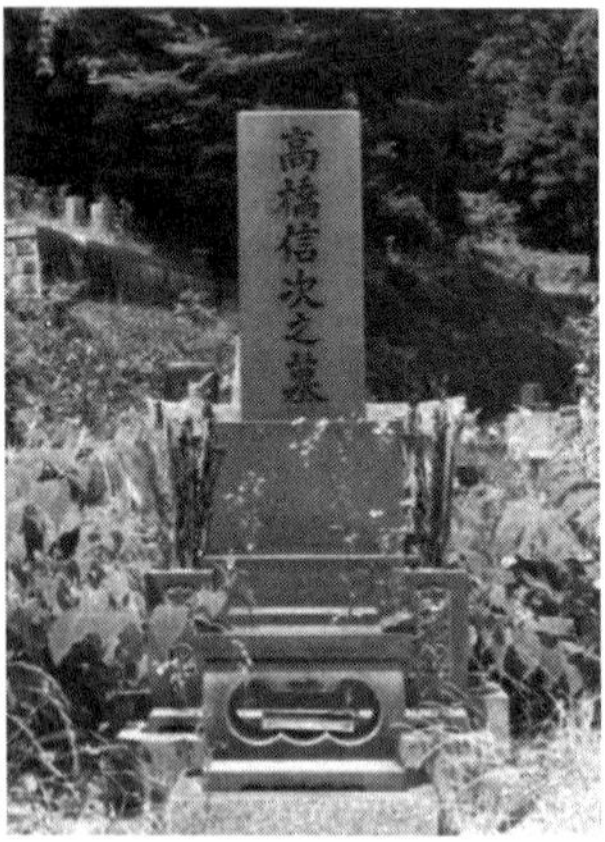

写真5-20　高橋信次の墓（蓮華寺）
福島県二本松市亀谷１－３

多田富雄（東京都千代田区）

国際的な免疫学者でエッセイや能の作者としても知られた多田富雄（一九三四〜二〇一〇年）は、二〇〇一年五月二日に脳梗塞で倒れ、一夜にして右半身が麻痺し、構音機能を失い、嚥下障害に見舞われる。夫人の献身的な介護によって絶望の淵から這い上がり、厳しいリハビリの中で気づく。「失った神経細胞は戻らない。体が動かなくても、言葉が喋れなくても、私の生命活動は日々創造的である」と。左手の指でキーボードを一語一語押し、一文を完成させると音声に変換する「トーキングエイド」を用いて会話した。

多田は、茨城県立結城二高から千葉大学医学部に進学し、卒業後病理学教室に入局した。一九六三（昭和三八）年コロラド大学に留学、免疫学を研究、一九七一（昭和四六）年に免疫応答を調整するサプレッサー（抑制）T細胞を発見（現在は制御性T細胞に代わられている）。ベーリング賞や朝日賞に輝くなど免疫学者として優れた業績を残し、一九七四（昭和四九）年に千葉大

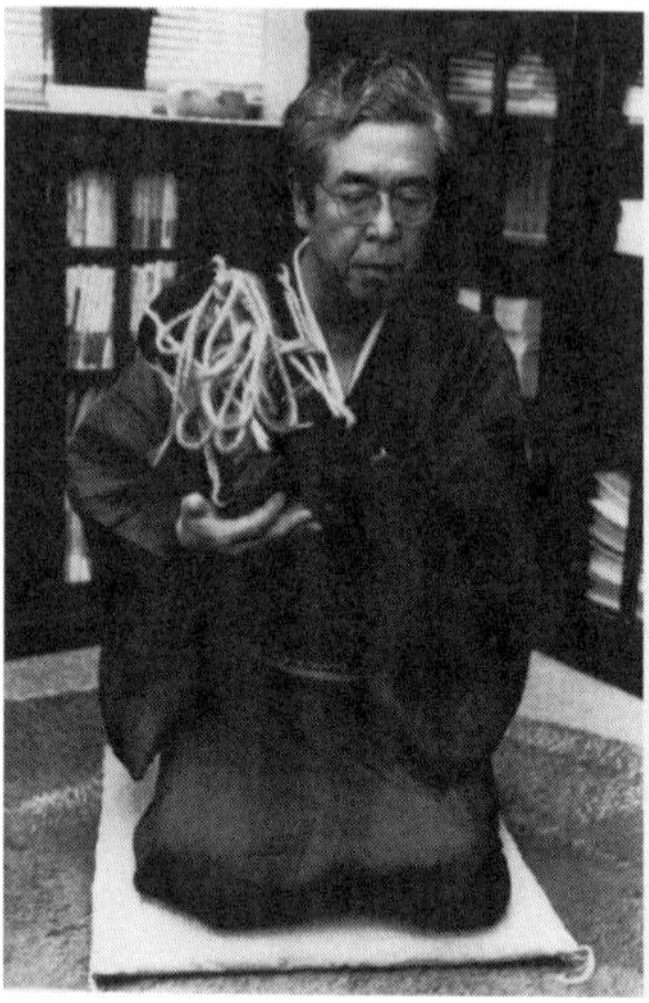

写真5-21　多田式江氏の厚意による

学医学部教授に就任した。一九七七（昭和五二）年に東京大学医学部教授として迎えられ、一九八四（昭和五九）年に五〇歳の若さで文化功労者として顕彰されている。

能への造詣も深く、脳死と心臓移植の問題を見つめた新作能「無名《むみょう》の井《い》」、朝鮮半島から強制連行の悲劇を描く「望恨歌」、アインシュタインの相対性理論がテーマの「一石仙人《いっせきせんにん》」等がある。いずれもシリアスなテーマを日本の伝統芸能の中に描き出し、自ら大倉流の小鼓を打ち（写真五‐二二）、能楽堂に通う。留学したアメリカ、デンバーは非常に乾燥した土地であり、持参した小鼓を湿り気の多い浴室に置いていたと、若い留学時代のエッセイで述べている。

一九九五（平成七）年に東京大学を定年退官した後、東京理科大学の生命科学研究所長に就任。大佛次郎賞の『免疫の意味論』（青土社、一九九三年）、日本エッセイスト・クラブ賞の

『独酌余滴《どくしゃくよてき》』（朝日新聞社、一九九九年）等、旺盛な文筆活動を展開している。小林秀雄賞を受けた『寡黙なる巨人』（集英社、二〇〇七年）は、二〇〇一年に脳梗塞で体の自由を奪われ、突然身の内に出現した「巨人」と多田が、必死の折り合いをつけながら共棲した六年間のエッセイ集である。

二〇〇五（平成一七）年の暮、NHKスペシャル「脳梗塞からの〝再生〟〜免疫学者・多田富雄の闘い〜」（写真五－二二）が放映された。会話ができず、食べ物を飲み込むのも困難で、歩行もできない四年に及ぶ懸命なリハビリの中で「命の再生」に取り組む多田のドキュメンタリーであった。これだけのハンディキャップを負いながら、「リハビリは科学、創造的な営み」と冷静に闘病を伝えることのできる人はいない。原爆投下から六〇年に当たる二〇〇五（平成一七）年、原爆で命を失った男性が幽霊となって舞台に現れ、「過

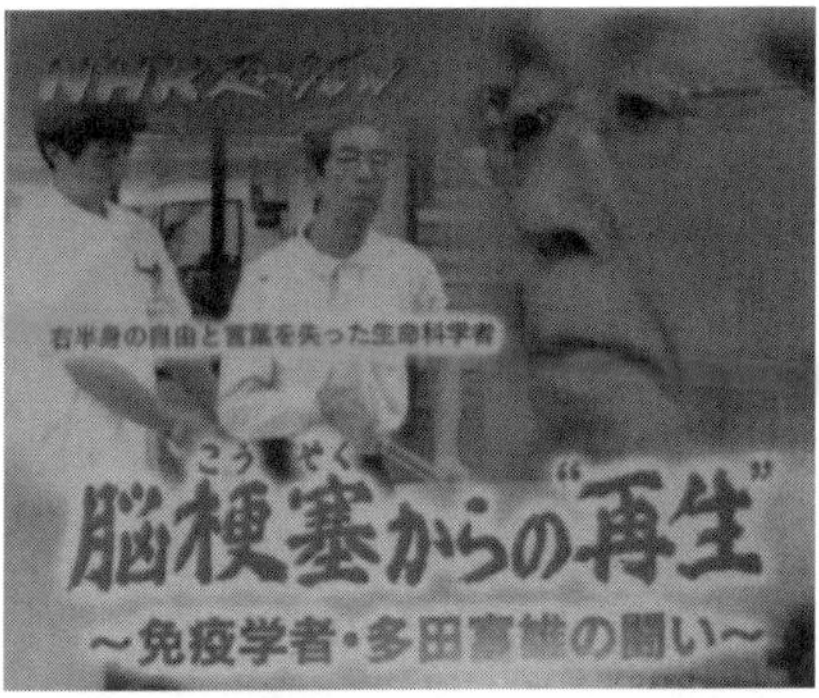

写真 5-22　NHK スペシャル「脳梗塞からの“再生”〜免疫学者・多田富雄の闘い〜」
（多田和夫氏提供）

ちは繰り返すまじ」と語る「原爆忌」と、「長崎の聖母」、「沖縄残月記」の新作能戦争三部作を発表した。

また二〇〇六（平成一八）年から厚生労働省が導入したリハビリ日数制限に反対し、自らの境遇も踏まえて「リハビリ患者を見捨てて寝たきりにする制度であり、平和な社会を否定する。」と厳しく批判した。そして科学の問題点を解決できるのは「科学の知」と「人文の知」という広い意味でのリベラルアーツの知がなければならないと「自然科学とリベラルアーツを統合する会」（ＩＮＳＬＡ）を設立する等、従来以上に精力的に活動した多田は、病に倒れたことで何をつかみ、いかなる未来を見据えていたのか。

多田は書の中で「神田お玉が池のあたりに二医院ありといふ。佐藤順天堂と多田達生堂といふ」と記している。佐藤順天堂は、佐藤泰然の後を継いだ佐藤尚中が、東京に戻って開いた「順天堂医院」を示し、一方、多田達生堂は、多田龍齋が診療していた医院を示していると考えられる（写真五－二三）。

「順天」は、中国の古典『易経』にある「順天応人」（天の意思に順い、人々の期待に応える）と、孟子の言葉の「順天者存　逆天者亡」（自然の摂理に順うものは存続して栄え、天の理法に逆らうものは亡びる）に由来している（順天堂大学のホームページより）。

「達生」は、『荘子』の外篇に収められている達成篇に由来している。「達生之情者……（生の情《まこと》に達する者は……）」で始まり、人生の達人となる境地が、無心となって自然に従うことにより得られる姿を説いている。「リハビリは科学、創造的な営み」と冷静に闘病を伝えた多田は、まさに無となって自然にまかせて生きる「人生の達人」の姿そのものであった。

多田が使用した「トーキングエイド」等の遺品や多くの著作等が、ゆうき図書館（茨城県結城市）二階の多田富雄資料室に展示されている。

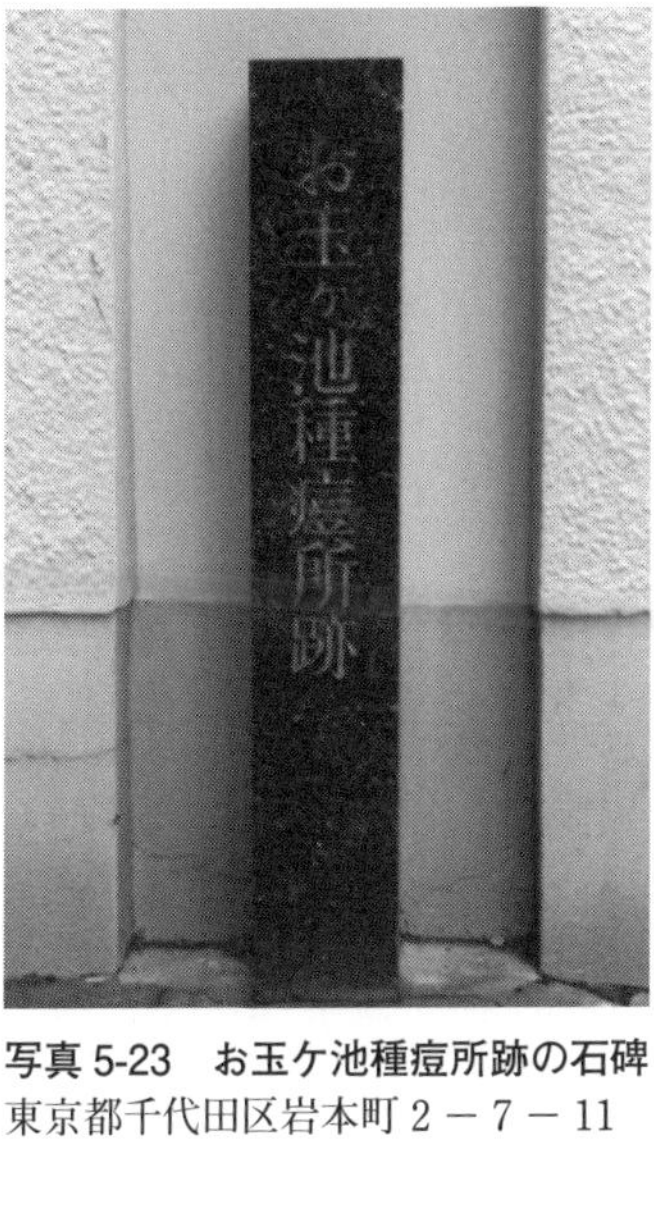

写真 5-23　お玉ケ池種痘所跡の石碑
東京都千代田区岩本町２－７－11

●参考文献
(1) 小高 健「世界で初めて人工発癌に成功――山極勝三郎教授と市川厚一研究員」『近創史』、四号、二〇〇七、一六－二五頁。
(2) 鈴木 昶『日本医家列伝』、大修館書店、二〇一三、三一五－三一九、三一八－三二一、三七二－三七六、三八五－三八八、四四四－四四八頁。
(3) 神田愛子『まぼろしのノーベル賞 山極勝三郎の生涯』、国土社、二〇一一。
(4) 〝写真で見る学会百年の歩み〟、公益社団法人 日本精神神経学会、https://www.jspn.or.jp/modules/forpublic/index.php?content_id=9/
(5) 今井友樹監督「夜明け前 呉秀三と無名の精神傷害者一〇〇年」、岡田靖雄、橋本明、齋藤正彦、呉忠士、呉秀雄、原田憲一、川村邦光、藤井克徳出演、記念映画制作委員会、二〇一八。
(6) 諸澄邦彦「日本の精神医学の父 呉秀三」『Isotope News』、二〇一二、七八二号、四七頁。
(7) 須磨幸蔵『ペースメーカーの父・田原淳』、梓書院、二〇〇五。
(8) 九州大学 医学部・大学院医学系学府・大学院医学研究院、http://www.med.kyushu-u.ac.jp/
(9) 冗談由之介、〝荻野久作博士（世界の荻野）〟、クール・スーサン（音楽 芸術 医学 人

生　歴史)、https://www.cool-susan.com/2015/07/24/ 荻野久作博士 - 世界の荻野 /
(10) 横山美和「日本の専門家らによる荻野学説の受容について」『生物学史研究』、九七号、二〇一八。
(11) 諸澄邦彦「オギノ式避妊法の荻野久作」『Isotope News』、二〇二二、七八〇号、三五頁。
(12) 古畑種基『法医学ノート』(中公文庫)、中央公論新社、一九七五。
(13) 渡辺　孚『法医学のミステリー』(中公文庫)、中央公論新社、一九八四。
(14) 佐久間哲夫『恐るべき証人 - 東大法医学教室の事件簿』、悠飛社、一九九一。
(15) 諸澄邦彦「死の真相を知る法医学　古畑種基」『Isotope News』、二〇二三、七八八号、三五頁。
(16) 愛媛県生涯学習センター、https://www.i-manabi.jp/
(17) 水俣市立水俣病資料館、https://minamata195651.jp/pdf/kikaku_pdf/hosokawa_syushi.pdf/
(18) 吉田直哉『癌細胞はこう語った 私伝・吉田富三』(文春文庫)、文藝春秋、一九九五。
(19) 東北大学加齢医学研究所、〝吉田肉腫細胞が重要科学技術史資料に登録 - 抗癌剤開発などの癌研究への寄与を評価 - 〟、東北大学、https://www.tohoku.ac.jp/japanese/2020/09/press20200911-02-yoshida.html/
(20) 永井　隆、〝原子爆弾救護報告書〟、長崎大学原爆後障害医療研究所資料収集保存・解析

部、https://www.genken.nagasaki-u.ac.jp/abcenter/nagai/
(21) 永井　隆『長崎の鐘』、勉誠出版、二〇〇九。
(22) 永井　隆『この子を残して』、中央出版社、一九七六。
(23) 永井　隆『平和塔』(アルバ文庫)、サンパウロ、二〇〇一。
(24) 諸澄邦彦「『長崎の鐘』作者　永井隆」『Isotope News』、二〇二一、七七六号、三七頁。
(25) 二本松市ウェブサイト、https://www.city.nihonmatsu.lg.jp/
(26) 岡田光治『X線CTの先駆者　高橋信次』、医療科学社、二〇〇三。
(27) 諸澄邦彦「医療における画像情報にいどむ」、高崎克彦、川添修身、海貝文雄編『医療技術者への道』、東京書店、一九八七、二一一頁。
(28) 諸澄邦彦「X線CTの先駆者　高橋信次」『Isotope News』、二〇二一、七八四号、四一頁。
(29) 多田富雄『春楡の木陰で』(集英社文庫)、集英社、二〇一四。
(30) 多田富雄『人間の復権　リハビリと医療』(多田富雄コレクション第三巻)、藤原書店、二〇一七。
(31) 多田富雄『死者との対話　能の現代性』(多田富雄コレクション第四巻)、藤原書店、二〇一七。
(32) 諸澄邦彦「寡黙なる巨人　多田富雄」『Isotope News』、二〇二二、七八六号、四五頁。

（33）多田慎吾氏私信、二〇二三年四月六日。

おわりに

青春のひところ、人は自分を意識しはじめると、自己主張と自己顕示の衝動に駆られる。ことに医学、医療の分野では、症例報告や機器の使用経験にはじまり原著論文の執筆に立ち向かい、学会発表を常とするのは、自己が選択した職業の性《さが》といえるかもしれない。

埼玉県立小児医療センター開設準備業務に携わった時、放射線機器の選定調書を作成する機会があった。装置の比較表を作成すると、国産より外国製品に眼が行ってしまう時、「レントゲンのX線発見の翌年には、島津は日本で最初のX線写真の撮影に成功し、国産のX線装置を開発していた。EMI社のCTが国内に輸入される以前に、日立製作所もX線CTを製造した。今ある最高の装置を購入することも大事だが、こども用の放射線装置がないのだから、こどもの検査に適した装置への改良や製造に協力してくれる会社の製品を選ぶことも必要だ」と、故橋本宏先生(平成二八年五月一四日逝去)に教えていただいた。それから、日本の医学史、放射線機器の開発経緯などに関心を持ち、医療史跡探訪が始まった。

当初は、物見遊山的探訪であったが、ハンセン病の国立療養所を訪問してから、医学界（医療者）の責任を考えずにはいられなかった。「隔離が誤りというのは、現在の医学の水準だから言えるのであって、戦前、さらには明治の頃の水準ではやむをえなかった」という弁明がある。しかし、明治時代においてもハンセン病の感染力は非常に弱く、終生隔離の必要はないことが医学的にはわかっていた。全く医学的見地とは関係のないところで、「国家の恥である」というレベルで隔離が始まり、国家の体面、国家強化のための隔離政策が進められた。

戦後、法の下の平等をうたう日本国憲法が誕生したが、一九五三年の「らい予防法」は不要な強制隔離を続けた。参議院の厚生委員会では、多摩全生園（東京都）、長島愛生園（岡山県）、菊池恵楓園（熊本県）の三つのハンセン病療養所の園長らが参考人として出席、いずれも「隔離を強化すべきだ」と発言している。大日本帝国憲法さえ拒んだ患者の断種・堕胎を合法化したのも戦後の医学界であった。

二〇一六（平成二八）年四月に最高裁が、ハンセン病患者の裁判を隔離施設などに設置された「特別法廷」で開いたことについて「患者に対する偏見・差別を助長することにつながった」と謝罪したが、裁判の公開を定める憲法に違反しないとの判断を示した。ハンセン病は、医学の問題だけではなく人権の問題でもあったはずだが、法曹界でも、その反省がなされていないと思わざるを得ない。

二〇一六年は、ハンセン病患者の療養所への隔離を定めた「らい予防法」の廃止（一九九六年）から二〇年。国の強制隔離政策を違憲と認定した国家賠償訴訟の熊本地裁判決（二〇〇一年）から一五年の節目の年である。

それと同じく、「日本の公害の原点」といわれる水俣病の公式認定一九五六年五月一日から六〇年の年でもある。一九五九年には工場廃水が原因とわかっていたが、メチル水銀を含む廃水の放流が止まったのは一九八六年のことである。一部の研究者は、早い段階から地元の化学工場チッソの出す廃液が原因ではないかと指摘していたが、企業も国も認めようとせず、対策の遅れが被害を拡大したことは否めない。水俣病が公式に確認された一九五六年から、死者が続出していたのに一二年間も対策を遅らせたのは、企業の責任のみならず、科学者の責任、政府および自治体の責任でもある。

二〇一一（平成二三）年の東京電力福島第一原子力発電所事故も同じで、決して想定外の事故ではなかったことは、二〇一二（平成二四）年七月に出された東京電力福島原子力発電所事故に関する『国会事故調報告書』（東京電力福島原子力発電所事故調査委員会、徳間書店、二〇一二）でも明らかになっている。

東京電力は事故前に、実際に発生したものより大きい津波が起こりえるとの試算を内部でも出していた。しかし巨額の費用が必要な対策は見送られ、政府も実行させようとしなかった。二〇一一（平成二三）年三月一一日の、広範囲に及ぶ巨大地震、津波という自然災害と、それによって引き起こされた原子力災害への対応は、極めて困難なものだったことは疑いもない。しかし日本の原子力の利用は一九五〇年代から始まっている。その中で、大小さまざまな隠蔽も行われた。日本政府は、電力会社一〇社の頂点にある東京電力とともに、原子力は安全であり、日本では事故など起こらないとして原子力発電を推進してきた。そして、三・一一の日を迎えたのである。

二〇一六（平成二八）年四月の熊本地震でも同じ構図があらわになった。複数の役所や病院が使えなくなったが、一九九五（平成七）年の阪神淡路大震災で神戸市役所や病院の一部が被災して機能を失った経験が生かされていない。ノンフィクション作家の柳田邦男氏は、「失敗の原因と責任関係を徹底的に明らかにして制度を変えることをしない。無責任国家とも言える、教訓を生かさない悪い文化」と指摘している。

今日われわれは、長寿国の中で暮らす幸せを享受している。その最大の理由は、高度に発達したわが国の医療水準にあるかもしれない。しかもそれが、明治維新を迎えわが国が近代国家の仲間入りをして僅か一五〇年足らずのうちに到達したことは、驚異的であるといわねばならない。

医学の歴史を紐解くと、現代の私たちに多くのことを教えてくれる。それは、病苦から人間を救おうとした先人達の汗でもあり、悲嘆にくれた涙でもあった。医学・医療を築いた人々の史跡を訪ねると、先人たちのドラマ、生と死と喜びと悲しみが伝わってくる。

また一方、ハンセン病や水俣病では行政だけでなく、医学者、科学者、企業が犯した犯罪的ともいえる問題は、悪い文化を断つために語り継ぐべき原点でもある。過去のものにしてはいけない、現在進行形の問題である。

なお、今回の執筆ではいくつかの底本がある。本書出版元である医療科学社の季刊誌『医療科学通信』（二〇〇三年一号～二〇〇五年二号）に連載した原稿から取捨選択の後、大幅に書き換えた。また公益社団法人日本アイソトープ協会広報誌『Isotope News』の二〇〇六年四月号（六二四号）から二〇二三年八月号（七八八号）に連載した「医療史跡」より一部加筆修正のうえ収録した。掲載を許可いただいた（公社）日本アイソトープ協会には、この紙面を借りて感謝します。

初版の出版にあたっては、最初の連載からお世話になった医療科学社の齋藤聖之氏、改訂新版出版に際しては出版部の投野陽一朗氏、山﨑航氏には丁寧なご指摘をいただき感謝したい。

人名索引

※読み方の不明な人名については、一般的と思われる読み方に従っています。

諸澄　邦彦　もろずみ・くにひこ

昭和27年、東京生まれ。昭和53年、千葉大学医学部附属診療放射線技師学校卒業。昭和53年から昭和56年まで浜松医科大学医学部附属病院に勤務。昭和56年から埼玉県立小児医療センター、埼玉県立循環器・呼吸器病センターの勤務を経て、平成24年3月埼玉県立がんセンターを早期退職。平成24年4月から平成28年3月まで、公益社団法人日本診療放射線技師会に勤務。著書に『医療史跡探訪　医学史を歩く』（医療科学社）、編集共著に『放射線安全管理の手引き』『医療被ばくガイドライン』『IVRの臨床と被曝防護』『医療安全学』『解らないことだらけの放射線被ばく』『医療被ばく相談Q&A』『診療用放射線　事務手続き・安全管理・日常点検』『診療放射線技師のための医療安全管理学』『医療被ばく低減への取り組み』（医療科学社）、『医療従事者のための医療被ばくハンドブック』『放射線量適正化のための医療被曝ガイドライン』『イラストでみる「放射線って大丈夫？」』（文光堂）、『放射線安全管理学』（南江堂）などがある。平成10年度放射線安全管理功労者表彰（科学技術庁長官表彰）、平成21年学術業績川崎賞受賞（日本放射線技術学会長表彰）、令和2年学術奨励賞受賞（日本診療放射線技師会長表彰）。

改訂新版
医療史跡探訪——解剖・感染症・福祉

価格はカバーに表示してあります

2016年12月　8日　第一版第一刷発行
2024年　1月22日　改訂新版第一刷発行

著　者　諸澄《もろずみ》　邦彦《くにひこ》 ©
発行人　古屋敷　桂子
発行所　株式会社　医療科学社
〒113-0033　東京都文京区本郷3－11－9
TEL 03（3818）9821　FAX 03（3818）9371
ホームページ　http://www.iryokagaku.co.jp
郵便振替　00170-7-656570

印刷・シナノ書籍印刷株式会社　製本・株式会社難波製本

ISBN978-4-86003-506-8　（落丁・乱丁はお取りかえいたします）

本書の複製権・翻訳権・上映権・譲渡権・公衆送信権（送信可能化権を含む）は（株）医療科学社が保有します。

JCOPY ＜（社）出版者著作権管理機構 委託出版物＞

本書の無断複写は著作権法上での例外を除き，禁じられています。複写される場合は，そのつど事前に（社）出版者著作権管理機構（電話 03-3513-6969，FAX 03-3513-6979，e-mail: info@jcopy.or.jp）の許諾を得てください。

医療科学新書

孤高の科学者 W・C・レントゲン

山崎　岐男

一八九五年十一月八日、ドイツの物理学者W・C・レントゲンは、周到な計画と緻密な実験手段によってX線を発見した。爾来X線は、医学、産業、基礎科学を輝かす光として、われわれ人類に果たした貢献は計り知れない。X線発見から一〇〇年、W・C・レントゲンに、人間として科学者としてのあるべき姿を学ぶことができよう。

（本体971円）

放射線物語 !と?の狭間で

衣笠　達也

東海村臨界事故の被曝医療に自らも参加した著者は、放射線の発見から原子力エネルギーの利用に至る歴史、放射線防護の考え方などを平易な言葉で解説しながらも、東海村臨界事故の遠因が、わが国の原子力開発がアメリカからの工学的技術導入に偏り、保健部門の整備が伴っていなかったことにあることを鋭く指摘する。

（本体1200円）

リスクマネジメント 医療内外の提言と放射線部の実践

村上陽一郎・他

安全な医療を求める試みは医療界だけの取り組みで達成されるものではない。そこには多角的、学際的な視点が要求されるであろうし、一般から個別を指向する確乎とした哲学が望まれている。本書は、リスクマネジメントの哲学と基礎を提示するとともに、放射線部の個別の試みが一般に敷衍されている実践例を示す。

（本体1200円）

大学をつくった男 鈴鹿医療科学大学・中村實の挑戦

岡田　光治

医療社会に真のチーム医療を確立させるため、一人の男の教育に賭ける理念と夢が結実する。日本放射線技師会という一職能団体のリーダーが、崇高な建学の精神を掲げて四年制の医療・理工系大学を創るにいたるまでの壮大なサクセス・ストーリー。『大学をつくった男たち』を改題、医療科学新書として待望の復刊！

品切れ重版未定

医療科学新書

X線CTの先駆者 高橋 信次

岡田 光治

20世紀最大の医学発明といわれるX線CTは一九七二年イギリス人の開発によって出現した。しかしその原理は、CTの登場より四半世紀も前に日本人によって見出されていたのだ。文化勲章、スウェーデン王立科学アカデミーゴールドメダルに輝く不世出の医学者・高橋信次の、放射線医学ひとすじにかけた足跡を追うドキュメント。

品切れ重版未定

医療過誤 そのパラダイム

池本 卯典

著者が、かつて法医学、人類遺伝学、警察の法医鑑識業務などに携りながら体験した、医療過誤にかかわる基礎的問題を整理。医療過誤の頻発を食い止めるためには何をなすべきか、新たなオルタナティブを求めるための思考の枠組みを提示するとともに、医療過誤について問い、答える、学問研究のモデルをも与えてくれる。

（本体1200円）

医療に活かす癒し術 コ・メディカルのための医療心理入門

芦原 睦
佐田 彰見

「現在、医療においては、臓器主義に偏るのではなく、全人的な医療の重要性や、医療心理学の必要性が声高に叫ばれています。その中核に位置するのが、心療内科と考えています」という著者らの臨床（心身医療）と研究に携わった経験をもとに、医療心理学や心身医学を実践していくうえで求められる知識の集成。

（本体1200円）

日本の疫学 放射線の健康影響研究の歴史と教訓

重松 逸造

いまや〈病気の予防と健康に必要な情報を提供する学問〉として広く利用される疫学研究。その指導的役割を戦後半世紀以上にわたって担い、被爆者追跡調査により日本の疫学水準を国際レベルにまで高めた研究の歩みを総括。原爆後障害研究とチェルノブイリ原発事故に果たした役割と課題、さらには日本の疫学の展望について語る。

（本体1200円）

医療科学新書

日本人はなぜ原子力に不安を抱くのか
日本人の心とリスク

青山　喬

先端科学技術社会に欠かせない「リスク」という概念を理解し、活用していくために、日本人は「リスク」とどのように向き合っていくべきか？　リスク受容に対する心理的アプローチ、リスク・コミュニケーションの重要性など、「リスク」の概念とその関わり方について、多角的な視点からわかりやすく解説。

（本体１２００円）

放射線心身症？
福島原発放射線より
日常にあるはるかに恐ろしいもの

加藤　直哉

東日本大震災での原発事故は低線量事象であり、被曝で生命に危険が及ぶことはない。むしろ、行政と報道の混乱等での心理的ストレスが「放射線心身症」ともいうべき健康障害を生む。それよりも、現代日本人の食生活にこそはるかに恐ろしいものがある。無用な不安よりも、必要な知識で立ち向かう救済のメッセージ。

（本体１２００円）

医療史跡探訪
―医学史を歩く

諸澄　邦彦

日本各地の医跡を巡ると、その時代の史実に息づく熱いものが見えてくる。とりわけ洋学に刺激された系統的人体解剖への冀《き》求にはじまり、圧倒的な惨禍をもたらす感染症に対峙する在野の医師たち、性差別や病気へのいわれのない偏見との闘いを通して、日本の近代医療・医学の培ったもの、見失った姿をまのあたりにする。

絶版

映画のなかの医事法学・plus
医療・福祉・生命倫理＋
人生・青春・恋愛・アニメ

前田　和彦

医療・保健・介護福祉、生命倫理分野にまたがる医事法学の内容を誰もが知るヒット作や名作映画を通じて身近に学ぶ22幕。医療・介護現場はもちろん、社会で必要とされる共感、思いやりや寄り添いといった、より良きコミュニケーションの手段となるよう、青春・恋愛映画からアニメ映画をPlusにて紹介している。

（本体１２００円）

好評発売中　医療科学新書

ガリレオの休日 ブルーリバー
純ちゃんのエッセイ25話
核防護から日本文明まで
高田　純

世界の核被災地を実地調査した物理学者の核防護探求の足跡と、太古の北海道から見える日本文明への新しい視点。北朝鮮の核武装、テロ対策、中央アジアでのチャイナの蛮行、福島の放射線に関わる核防護論から、北海道の自然、温泉、遺跡を巡りながら調査した日本文明論までを縦横に語る。

（本体１２００円）

改訂新版 医療史跡探訪
――解剖・感染症・福祉
諸澄　邦彦

日本各地の医療史跡を訪れ、医療の歴史に向き合うと見えてきたのはコロナ禍を経た今日にも通ずる先人からの教えだった。系統的人体解剖を冀求する蘭方医、圧倒的な惨禍をもたらす感染症に対峙する医師、性差別や病気への偏見と闘う医療従事者を通して、日本の近代医療の培ったもの、見失ったものをまのあたりにする。豊富な写真を掲載する待望の改訂新版。

（本体１５００円）

医療者のためのわかりやすい医療訴訟
粟野　公一郎
粟野　暢康

医療訴訟に関する法律や裁判所の考え方、そして実際の事案における争点と裁判所の判断を解説。さらに医療訴訟に遭遇しないために日頃から留意すべきポイントと遭遇した場合の対処法も記載。弁護士、医師、高校生の三名が会話を繰り広げながら話を展開する。医療者の万が一の場合に備える一冊。

（本体３８００円）

診療放射線学辞典 第2版
渡部　洋一
金森　勇雄
編

放射線診療業務や学習に必須の情報二万五千四百項目をサポート。診療放射線分野の広範囲な領域を簡素にずばりと解説。診療画像検査にかかわる基礎から臨床分野はもとより、放射線に関連する物理、計測、生物、管理などの分野を、解剖図譜、臨床画像、撮影ポジショニング、その他の図表などを豊富に掲載し、わかりやすく解説。索引検索用ＰＤＦファイルが入手できるＵＲＬ付き。

（本体１８０００円）

好評発売中

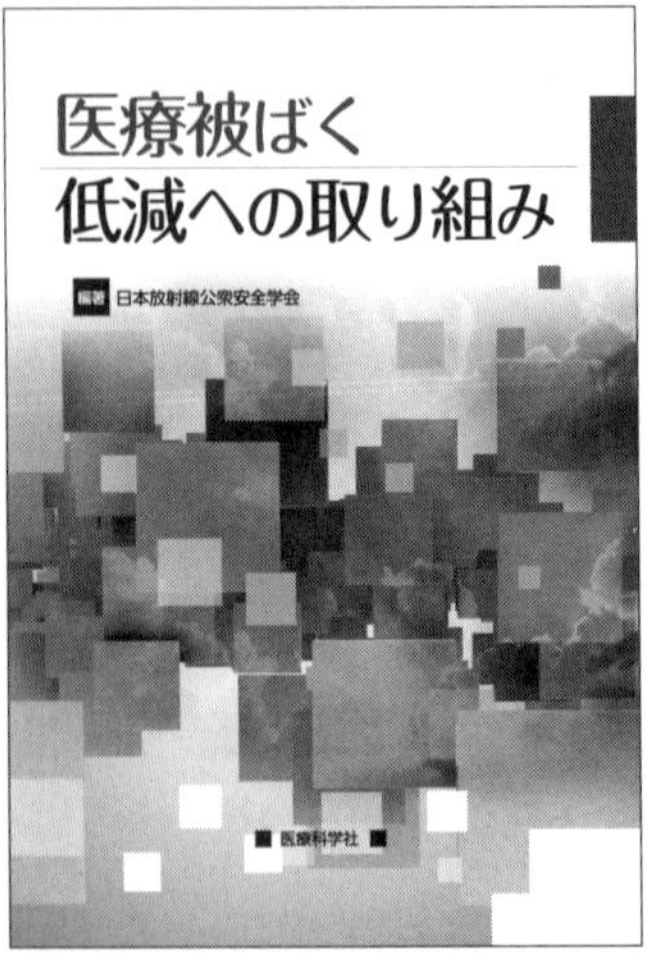

誰もが安心して放射線検査を受けられるよう、医療被ばく低減についてわかりやすくまとめました。

医療被ばく低減への取り組み

日本放射線公衆安全学会　編著

A5 判・192 頁　／　本体　2,500 円（税別）

不安や心配といったイメージを持たれがちな医療被ばくについて、誰もが安心して放射線検査を受けられるよう、実際に現場で取り組まれている医療被ばく低減に関する様々な事例を診療放射線技師がコラムや Note 等も交え見開き 2 ページで紹介しています。放射線検査に不安を抱く患者さんにも分かりやすく説明できるような語り口で書かれている本書は、検査室に常備しておきたい 1 冊です。

医療科学社の本